有医说医科普荟

郭莲 张峻 主编

上海交通大学出版社

内容提要

本书汇编整理了上海交通大学医学院附属第九人民医院从事临床工作多年、临床经验丰富的专家执笔或审稿的多篇科普文章，从预防、诊断、治疗、日常保健等多个方面对内、外科等常见疾病进行了深入浅出的介绍，语言通俗，重点突出。同时，对于读者关注的问题进行了较为详尽的阐述，关于常见病防治方面的不少疑问在书中都能找到满意的答案。

图书在版编目（CIP）数据

有医说医科普荟 / 郭莲，张峻主编. —— 上海：上海交通大学出版社，2022.11

ISBN 978-7-313-27824-1

Ⅰ.①有 … Ⅱ.①郭…②张… Ⅲ.①医学—普及读物 Ⅳ.①R-49

中国版本图书馆CIP数据核字〔2022〕第206382号

有医说医科普荟

YOUYI SHUOYI KEPU HUI

主　　编：郭　莲　张　峻	
出版发行：上海交通大学出版社	地　　址：上海市番禺路951号
邮政编码：200030	电　　话：021-64071208
印　　制：上海万卷印刷股份有限公司	经　　销：全国新华书店
开　　本：710mm×1000mm 1/16	印　　张：9.5
字　　数：168千字	
版　　次：2022年11月第1版	印　　次：2022年11月第1次印刷
书　　号：ISBN 978-7-313-27824-1	
定　　价：48.00元	

编委会名单

序

持续践行科普惠民 传递健康生活理念

知识的力量不仅取决于其自身价值的大小，更取决于它是否被传播，以及被传播的深度与广度。从历史上看，科技创新、科学普及是携手并进的。科学普及程度，体现着一个国家、一个民族的科学技术水平。习近平总书记指出："科技创新、科学普及是实现创新发展的两翼，要把科学普及放在与科技创新同等重要的位置。"

医疗和健康是老百姓最关心的问题。医疗机构作为健康科普的主力军和主阵地，在医学科普工作中发挥了重要的作用。上海交通大学医学院附属第九人民医院（下简称"九院"）长期致力于医学科普的传播和普及，始终坚持"医教结合"的全民健康素养创新路径建设。自2016年起，九院党委书记担任主编，院宣传处汇聚数百名临床经验丰富的医学专家策划撰写的《谈医论症话健康》及《谈医论证科普荟》共5辑，已接连出版并经新华书店在全国发行，形成了一系列寓教于乐、通俗易懂的医学科普成果。

丛书根植百姓需求，以专业为引领，着力实现医学科普大众化，文章紧扣时代特色，从预防、诊断、治疗和日常保健等多方面入手，对内科、外科及九院特色学科，包括口腔科、整复外科、眼科、耳鼻咽喉头颈肿瘤外科等常见疾病进行科普介绍，集科学性、知识性、趣味性和可读性于一体，将晦涩难懂的专业医学名词转化为深入浅出的大众语言，深受人民群众的喜爱。

此次《有医说医科普荟》再次延续了前几辑丛书的特色，从众多优秀成果中遴选出目前最受人民群众关注的健康问题，如"科学接种，全民抗疫""控制近视眼'法宝'知多少""宝宝验配助听器的那些事""孩子受了伤，如何不'破相'""不伤身体也能'冻死'脂肪细胞"等，硬核科普，积极回应社会关切，为人民群众提供了喜闻乐见的医学科普知识。

科普工作，功在当代，利在千秋，希望本书能为健康中国建设做出积极贡献。

范先群

2022年11月

（作者系中国工程院院士）

目 录

目　录

3

吸烟的三重危害

熊维宁　呼吸与危重症医学科

吸烟对身体的危害很大。烟草燃烧后，烟雾中含有至少70种致癌物和700种有毒化学物质，直接吸入肺里然后通过血液循环进入全身各个脏器，对身体造成严重危害，这就是"一手烟"。

烟雾进入周围空气，周围的人（包括吸烟者自己）吸入也会对身体造成危害，这就是"二手烟"。烟草残留物会留在皮肤和衣物上，接触到的人（当然也包括吸烟者自己）也会受到危害，这就是"三手烟"。也就是说，吸烟会造成至少三重危害。

具体一点说，吸烟与全身大多数癌症有关，也与很多器官系统的急、慢性疾病有关，其中危害最大的主要是心肌梗死、卒中、慢性阻塞性肺疾病、肺癌。后两种均为呼吸系统疾病，因为吸烟首先是直接吸进肺里的缘故。

吸烟是慢性阻塞性肺疾病最重要的致病因素。和非吸烟者相比，吸烟者的肺功能更容易出问题，肺功能下降更快，死亡风险更高。

所以吸烟者第一要戒烟，第二要进行早期肺功能筛查，也要筛查肺癌。和慢性阻塞性肺疾病相比，大家更加熟悉肺癌这个恶性疾病。肺癌在所有癌症中发病率最高，病死率也最高，严重危害人民群众的身体健康。吸烟是引起肺癌最常见的原因，至少85%以上的肺癌患者有吸烟史。吸烟者与从不吸烟者相比，发生肺癌的危险性大大增加。

正视便秘焦虑，清除肠道垃圾

曹国良　老年病科

"排便费力，肛门像被塞子堵住了，两三天才能拉一次。"

"恨不得用手抠出来，总有排便不尽感。"

"粪便干结得像"羊屎蛋"一样。"

便秘是老年人最常见的消化系统障碍，不但给他们的日常生活带来烦恼和痛苦，甚至会影响其睡眠与饮食。

便秘分为三类，注意警惕

健康人排便习惯多为每天1~2次或每1~2天排便1次，粪便多成形或为软便，少数健康人的排便可每天3次，或每3天1次。便秘是一种由单个或多个病因引起的一种综合症状，其表现为排便次数明显减少，每2~3天或更长时间一次，无规律，粪质干硬，伴或不伴排便不尽感。便秘患者排便习惯的个体差异很大，摄食种类及习惯、生活方式、环境、精神状态等都可以影响排便。

便秘一般可分为慢传输型、出口梗阻型和传输时间正常型三类。慢传输型便秘多是结肠运动功能障碍所致，常见于年轻女性，表现为每周排便少于1次、少便意、粪质坚硬，因此出现排便困难。此外，糖尿病、硬皮病合并的便秘及药物引起的便秘，也多是慢传输型。

在老年人群中，出口梗阻型便秘尤其常见。这是由于腹部、肛门直肠及骨盆底部的肌肉不协调导致粪便排出障碍，常表现为排便费力、不尽感或下坠感，排便量少，有便意或缺乏便意；肛门直肠指检时直肠内存有不少泥样粪便，用力排便时肛门外括约肌可能呈矛盾性收缩。

传输时间正常型便秘为粪便在结肠以正常速度推进，大部分患者胃肠传输试验正常。这类老年人对自己的排便频率有错觉并且常常出现心理社会因素。一些患者存在肛门直肠感觉和运动功能障碍，很难与慢传输型便秘患者区别。

老年便秘人群应注意预警信号，如便血、腹块、有无肿瘤家族史及社会心理因素等。对怀疑存在肛门直肠疾病的便秘患者，应进行肛门直肠指检，必要时行纤维肠镜检查，可帮助了解有无结直肠肿块、存粪以及括约肌功能的问题。

清除体内垃圾，因人而异

老年便秘人群可以选用微生态制剂。这类制剂不仅可以清除体内垃圾，调节肠道菌群平衡，使肠道功能恢复正常，保持大便通畅，还能调节机体免疫功能，且不良反应少。

另外，可根据老年人的体质和病情选用内服缓泻剂。一般来说，单纯性便秘患者可选用麻仁丸、通泰胶囊和乳果糖，但糖尿病患者应慎用或禁用大剂量乳果糖。对于老年高血压、心力衰竭的便秘患者，还可在睡前服用缓泻剂，但不宜长期服用。老年糖尿病伴便秘的患者可选用西沙比利，餐前服用，但使用该药时应减量，另外，该药禁止与酮康唑、伊曲康唑、咪康唑、氟康唑、红霉素、克拉霉素等药同服。此外，老年便秘者也可选用润滑肠道的各种栓剂，如开塞露、甘油栓等。

老年便秘者在使用泻药时应注意，通便后即停，或与其他通便药交替使用；忌服有刺激性的泻药，如大黄、芒硝、蓖麻油等；忌长期服用液状石蜡，避免刺激胃肠道肉芽组织增生。此外，老年便秘患者应谨慎使用能抑制胃肠道蠕动的镇静剂、抗胆碱药和有收敛作用的含铝制剂、钙制剂、可待因等药物，服用后可能诱发或加重便秘。对于存在心肾功能不全、高血压、肠梗阻和肠出血的老年便秘人群，禁用刺激性泻药酚酞（果导）。

老年人的便秘多数属于单纯功能性便秘，生活中应主动养成良好的卫生习惯。如每天定时排便，多吃粗粮、蔬菜、瓜果，平时多饮水，增加体力活动等，这些都有助于防止便秘的发生。

 # 肥胖乱了代谢，毁了健康

陈凤玲　内分泌科

近些年来，肥胖人群日益增多，很多人对胖不以为然，但是随着高血糖、脂肪肝、高血脂、高血压、高尿酸等病症接踵而来，大家开始发现一种名为"代谢综合征"的疾病扰乱了机体的代谢，破坏了我们的健康。

流行病学研究表明，工业化国家中成年人代谢综合征的发病率已达20%~30%，也就是说，每3~5位成人中就有一例代谢综合征患者。

腹型肥胖是代谢紊乱的源头

代谢综合征是一组以腹型肥胖为基础，合并高血糖、高血脂、高尿酸、高血压、脂肪肝等病症的临床症候群。其本质是腹型肥胖引起胰岛素抵抗，导致蛋白质、脂肪、碳水化合物等营养物质的代谢紊乱而引起的一系列病理改变。所以，腹型肥胖可以说是这类疾病的源头。

胰岛素是由胰脏分泌的一种激素，具有降低血糖，同时促进糖原、脂肪、蛋白质合成的作用。储存在腹部皮下的脂肪是一种惰性脂肪，会引起胰岛素抵抗，从而导致血糖升高；而腹腔内的脂肪相对活跃，动员分解形成脂肪酸进入血液中，导致血脂浓度升高，容易沉积在血管壁上，从而促进动脉粥样硬化的进程。动脉粥样硬化是心脑血管疾病的病变基础，而高血糖、高血脂等都是心脑血管疾病的危险因素。

有研究证实，代谢综合征人群的心血管疾病风险比普通人群高3倍，心血管病死亡风险比无代谢综合征人群高2倍，总死亡风险升高4倍；发生糖尿病的风险升高5倍；患乳腺癌、子宫内膜癌、前列腺癌、胰腺癌、肝胆癌、结肠癌等癌症的风险增加。可见，代谢综合征对健康造成的危害很大，而这些危害起源于腹型肥胖。因此，对于肥胖我们一定要积极防治。

肥胖主要有三种自我判断的标准：体重指数、腰围和腰臀比。对照下列相应的标准，任何一项超标都要考虑肥胖的可能，及时就诊。

1.体重指数（BMI）

BMI即身体质量指数，是国际上常用的衡量人体肥胖程度的重要参数，计算方法为：体重（千克）÷身高（米）^{2}。

世界卫生组织（WHO）将18.5≤BMI<25定义为正常体重，25≤BMI<30定义为超重，BMI≥30定义为肥胖。但我国根据国人的体格特点，将超重的界限设定为24，肥胖的界限设定为28。BMI从一定程度上可以判断肥胖与否，但是由于同样体积的肌肉要比脂肪重得多，所以用这一标准来判断肥胖的时候也有其不足之处：当一个人的脂肪含量很高而肌肉含量很低时，根据BMI计算未必达到肥胖程度，而这种体脂含量实际上已经是肥胖了；而一个肌肉发达的健美运动员，计算BMI也可能达到超重或肥胖的程度，但他的体脂比非常低，就不能算是肥胖。

2.腰围（腹围）

当男性腰围超过90厘米、女性腰围超过85厘米时，也可以判定为肥胖，这是国际通用的标准。而我国的标准则为男性腰围超过85厘米、女性腰围超过80厘米。有些人虽然整体体重并不是很重，但是"肚子大"，往往是内脏脂肪含量高的表现，即腹型肥胖。

测量腰围的方法是：经脐部中心水平绕腰周一圈测得的长度。但是，由于腰围作为单一指标，没有考虑身高的差异，所以作为衡量肥胖与否的标准也存在一定的缺陷。

3.腰臀比（WHR）

WHR即腰围与臀围的比值，是判定腹型肥胖的重要指标。臀围的测量方法是：臀部向后最突出部位的水平绕一圈测得的长度。当男性腰围超过85厘米、腰臀比大于0.9，女性腰围超过80厘米、腰臀比大于0.8时，可诊断为腹型肥胖。

腹型肥胖又称中心性肥胖，腰围和腰臀比相对于BMI而言，是判断腹型肥胖更加合适的指标，如果将这三个指标结合起来判断，对于肥胖的诊断就更加准确了。

警惕五项指标、三大症状

肥胖人群未必都是代谢综合征患者，但肥胖也确实是一大危险信号。除了肥胖之外，还有其他一些体检指标和症状表现，也给我们提供了重要的线索。

1.五项体检指标

日常体检时，如果发现血压、血脂、血糖、尿酸超过正常值，超声检查发现脂肪肝，同时又是肥胖人群，就要警惕代谢综合征的可能，应及时到医院检查、就诊。

这些指标的异常往往不会引起明显的不适症状，所以有些患者就不当一回事，不到医院就诊，导致病情不断进展，最后可能出现心梗、脑梗等心脑血管意外事件，后悔莫及。一定要重视这些不痛不痒的异常指标，注意及时就医，积极治疗。早期采取规范有效的防治措施，可以避免、控制疾病的发生和发展。

2.时断时续的呼噜声

睡觉时打呼噜是一种司空见惯的现象，大多数人对此并不在意。但医生提醒，时断时续的打鼾可能是睡眠呼吸暂停综合征，也是代谢综合征的一种表现。夜间睡眠时发生呼吸暂停会引起严重缺氧，导致机体多系统损伤，如缺氧会导致记忆力下降、全身疲惫。缺氧对身体而言是一种慢性损伤，也会加重高血压等病症。很多人觉得打呼噜是睡得香的表现，而睡眠呼吸暂停综合征的人往往睡眠质量很差，因而出现白天嗜睡的现象，有些司机开车时打瞌睡会造成交通事故的发生。

肥胖人群由于脖子、咽喉部位的脂肪比普通人多，压迫呼吸道，更容易出现睡眠呼吸暂停。在睡觉打呼噜的过程中，突然停止打呼，过一会儿又开始打呼，时断时续，就要警惕睡眠呼吸暂停综合征的可能，应及时到医院就诊检查。

3.洗不干净的黑脖子

有些人明明每天都洗脸、洗澡，却发现脖子后、腋窝下出现黑褐色绒毛样的"污垢"，怎么洗都洗不干净。这种现象往往是黑棘皮病的一种表现，有些人甚至还会在腋窝部位出现皮赘增生。这些洗不干净的"污垢"和皮肤"小疙瘩"，都是由于胰岛素分泌过多所致，也属于代谢综合征的范畴。

4.月经紊乱的"女汉子"

女性出现月经不规律或者不孕，也要及时检查，尤其是同时伴有肥胖、多毛、皮肤粗糙、声音低沉等男性化的表现时，要排查多囊卵巢综合征的可能。多囊卵巢综合征会导致机体内分泌及代谢异常，与代谢综合征相互关联，密不可分。

由此可见，重视体检和警惕异常信号是发现代谢综合征的两大途径。

这些危险因素你有吗

众所周知，饮食过度、运动减少是导致肥胖的重要原因，但是有些人"只喝水也会胖"，可见导致肥胖的原因不仅限于"多吃少动"。代谢综合征与肥胖一样，其发病是生活方式、环境和遗传等多因素相互作用的结果。

1.不良饮食和生活习惯

暴饮暴食、多荤少素、久坐不动、晚睡熬夜等不良饮食生活习惯是造成肥胖、高血压、高血糖、高血脂、脂肪肝、痛风、冠心病、脑卒中等疾病高发的重要原因之一,同样也是代谢综合征的重要危险因素。

2."节约基因"学说

有研究发现,曾经历过极度饥饿的人群,在生活富足之后,出现肥胖及相关代谢综合征的比例普遍较高。因此,有学者提出"节约基因"学说,认为这些基因可提高代谢利用率和以脂肪形式储存热量,从而造成肥胖、胰岛素抵抗、糖尿病的风险增加。

这一学说也可以解释,为何有些人怎么减肥都不成功,"只喝水也会胖",这是基因造成的。

3.某些疾病

某些与机体内分泌代谢相关的疾病也会造成肥胖,从而引起代谢综合征,如库欣综合征、黑棘皮病、垂体瘤、多囊卵巢综合征等。

4.某些药物

某些特殊的药物会影响机体的内分泌和代谢,比如抗精神病药物可引起肥胖和代谢紊乱。

因此,存在上述危险因素者,尤其是同时伴有肥胖者,都要警惕代谢综合征危害机体健康,应及早采取干预措施,及时进行规范治疗。

甲状腺恶性结节可以做消融治疗吗

韩　兵　内分泌科

甲状腺恶性结节顾名思义也就是甲状腺癌。近年来,随着甲状腺B超和结节穿刺技术的开展,越来越多的甲状腺癌被筛查出来。甲状腺癌主要包括乳头状癌、滤泡状癌、髓样癌、未分化癌,其中乳头状癌占90%以上。甲状腺微小乳头状癌是直径小于1cm的甲状腺乳头状癌,占甲状腺乳头状癌的30%~40%。

手术是目前治疗甲状腺微小乳头状癌的首选方法。但是,手术存在一定风险,例如术中损伤喉返神经和甲状腺旁腺,手术后容易留下瘢痕影响美观,术后需要长期服药替代治疗。由于甲状腺乳头状癌的恶性程度较低,因此一部分患者也会选择随访。日本Ito教授建立了甲状腺微小乳头状癌长期随访队列,在1 000多例随访患者中,8%的患者出现了肿瘤的增大,4%的患者出现淋巴结转移。

如果有患者既拒绝手术治疗,也不想随访。那么有没有其他的治疗方法? 在这里就要提到微创消融治疗。所谓的微创消融是指在超声引导下通过热消融技术使肿瘤组织局部高热坏死,因而能够有效杀灭肿瘤细胞。如果要选择微创热消融,需要注意选择合适的适应证,包括结节位于左右侧腺叶内,最大直径小于1cm,距离甲状腺后包膜大于2mm,并且没有甲状腺癌家族史和颈部放射性暴露史,通过影像学检查没有发现颈部淋巴结转移等。满足这些条件可以考虑进行微创热消融治疗。

近期有研究对比了102例采用微创消融治疗和115例采用手术治疗的甲状腺微小乳头状癌患者,结果显示,微创消融组具有出血少、术后并发症少、患者满意度高的特点。经过12个月的随访观察,这些患者的结节100%消融完全,无复发或者转移征象。这些结果显示了微创消融在甲状腺微小乳头状癌方面的潜在优势。

最后,我们要强调任何一种技术都不是完美的,需要严格把握适应证,并且在患者充分知情同意的情况下开展,才能给患者带来更多的获益。

⑤ 警惕少见的甲状腺恶性肿瘤——甲状腺髓样癌

陈颖超　韩　兵　内分泌科

随着大众对健康的关注与日俱增,甲状腺结节早已不再是陌生名词,并且很多人都听说过"甲状腺结节大多数是良性的,即使是恶性的也是最懒惰的肿瘤"这样的话,但是这句话只说对了一半,因为还有一小部分甲状腺癌并不那么温和。我们的患者老金(化名)遭遇的就是这样的一种甲状腺癌。

2021年10月,老金(化名)到上海某医院体检,发现双侧甲状腺多发结节,其中最大的结节直径大于2cm,因为平时不痛,不痒,毫无感觉,老金自己觉得应该没啥大事,但结节确实又比较大,经朋友推荐,就来到上海交通大学医学院附属第九人民医院内分泌科就诊。门诊B超检查发现甲状腺双侧多发结节,但在那个最大的结节旁边有一个大小约为5mm的小结节,呈垂直样生长,这高度提示恶性可能较大,因此建议患者行甲状腺结节细针穿刺活检,同时检测了血清甲状腺功能和降钙素水平。患者血清甲状腺功能正常,但是降钙素轻度升高,病理结果却是:甲状腺髓样癌不能排除。老金一时无法接受这个结果,经过医生的耐心开导,老金终于知道甲状腺髓样癌的恶性程度比乳头状癌高多了。为了得到确切的诊断,患者同意择期复查甲状腺结节穿刺活检。

医院在第二次做细针穿刺的同时,留取了穿刺液检测降钙素浓度,同时检测了甲状腺髓样癌的致病基因——RET基因。这次的病理结果仍显示甲状腺髓样癌不能除外，但穿刺液降钙素提示大于2000pmol/L，基因检测提示存在*RET*基因突变。至此，老金被明确诊断为甲状腺髓样癌。2周后，老金到普外科做了手术治疗，术后病理检测结果证实了之前的穿刺结果，考虑为甲状腺髓样癌，但幸运的是未见到颈部淋巴结和周围组织的转移。

甲状腺髓样癌是继甲状腺乳头状癌、甲状腺滤泡腺癌的第三种甲状腺恶性肿瘤，据估计在甲状腺结节患者中占0.4%~1.4%，但恶性程度却高于常见的乳头状癌和滤泡腺癌。甲状腺髓样癌来源于滤泡旁细胞（C细胞），四分之一的病例发生在遗传性多发内分泌腺瘤的患者中。甲状腺髓样癌的10年疾病特异性死亡率为13.5%~38%，其导致的死亡人数占所有甲状腺癌死亡总人数的13.4%。手术是目前治疗甲状腺髓样癌的唯一方法，而肿瘤的分期是预后的关键因素。局限在甲状腺内的髓样癌患者，10年生存率可达95.6%，而出现局部转移或远处转移的患者，10年生存率仅75.5%和40%，但由于髓样癌的超声图像缺乏典型特征，为早期诊断带来一定的困扰，很多患者在确诊时往往已经有淋巴结转移。降钙素是甲状腺髓样癌的重要标志物。在甲状腺结节的患者中，筛查降钙素可提高甲状腺髓样癌的诊断效率，可以在髓样癌的早期阶段发现肿瘤。

 # 初识帕金森病

包关水　神经内科

随着人口老龄化，帕金森病的发病率也越来越高，很多老年人担心自己会得帕金森病。众所周知，帕金森病常以手脚颤抖、肢体僵硬、行动迟缓为主要表现，早期经常被误认为是正常的老化或者被误诊为其他疾病，尤其是主要表现为行动迟缓、震颤不明显的僵直型帕金森病患者，常常被漏诊。我们有个词汇叫"老态龙钟"，其中一部分人其实可能患有神经系统退行性疾病，包括帕金森病。所以对帕金森病有个初步认识很有必要。

什么是帕金森病？

帕金森病又称震颤麻痹，是中老年常见的神经系统变性疾病，以静止性震颤（安静状态下肢体出现震颤）、运动迟缓、肌强直（肢体僵硬）和姿势平衡障碍（站立或行走不稳）为临床特征，主要病理改变是黑质多巴胺（DA）能神经元变性和路易小体形成。另外，高血压脑动脉硬化、脑炎、脑外伤、中毒、基底核附近肿瘤以及吩噻嗪类药物等也可以诱发震颤、强直等症状，称为继发性帕金森综合征。

帕金森病的病因有哪些？

（1）环境因素。

20世纪80年代初发现的一种嗜神经毒1-甲基4-苯基-1，2，3，6-四氢吡啶（MPTP）在人和灵长类动物中均可诱发典型的帕金森综合征。有学者认为环境中的某些物质，如杀虫剂、除草剂或某些工业化学品等与MPTP结构类似，可能是帕金森病的病因之一。MPTP在脑内经B型单胺氧化酶（MAO-B）作用转变成强毒性的甲基-苯基-吡啶离子，后者被多巴胺转运体选择性摄入黑质多巴胺能神经元内，抑制线粒体呼吸链复合物I活性，使ATP生成减少，并促进自由基产生和氧化应激反应，导致多巴胺能神经元变性、丢失。另外，患者黑质中复合物I活性和还原型谷胱甘肽等抗氧化物质含量降低，导致多巴胺代谢产生的氧自由基不能得到有效清除，使得氧化应激增强，可能与帕金森病的发病和病情进展有关。

（2）遗传因素。

10%左右的帕金森病患者有家族史，包括常染色体显性遗传或常染色体隐性遗传，而绝大多数患者为散发性。细胞色素P4502D6型基因可能是帕金森病的易感基因之一。

（3）神经系统老化。

本病多见于中老年人，60岁以上人群的患病率高达1%，而40岁以前发病者相对较少，提示神经系统老化与本病有关。有资料显示，30岁以后多巴胺能神经元在纹状体的含量呈进行性减少，且与黑质细胞的死亡数成正比。但只有黑质细胞减少至15%~50%，纹状体多巴胺递质减少80%以上时，临床上才会出现帕金森病的症状。因此，生理性多巴胺能神经元退变不足以引起本病，正常神经系统老化只是帕金森病的促发因素。

帕金森病的病理改变是什么样的？

帕金森病突出的病理改变是中脑黑质多巴胺能神经元的变性死亡、纹状体多巴胺含量显著性减少以及黑质残存神经元胞质内出现嗜酸性包涵体，即路易小体。除多巴胺能系统外，帕金森病患者的非多巴胺能系统也有明显受损，如Meynert基底核的胆碱能神经元，蓝斑的去甲肾上腺素能神经元，脑干中缝核的5-羟色胺能神经元，以及大脑皮质、脑干、脊髓以及外周自主神经系统的神经元。纹状体多巴胺含量显著下降与帕金森病运动症状的出现密切相关。中脑-边缘系统和中脑-皮质系统多巴胺浓度的显著降低与帕金森病患者出现智能减退、情感障碍等密切相关。

如何早期发现帕金森病呢?

(1)静止性震颤。

多始于一侧上肢远端,呈现有规律的拇指对掌和手指屈曲的不自主震颤,类似"搓丸"样动作。具有静止时明显震颤、动作时较轻、入睡后消失等特征,故称为"静止性震颤";随病程进展,震颤可逐步涉及下颌、唇、面和四肢。部分患者无震颤,尤其是发病年龄在70岁以上者。

(2)肌强直。

多从一侧的上肢或下肢近端开始,逐渐蔓延至远端、对侧和全身的肌肉。肌强直与锥体束受损时的肌张力增高不同,后者被动运动关节时,阻力在开始时较明显,随后迅速减弱,呈所谓"折刀现象",故称"折刀样肌强直",多伴有腱反射亢进和病理反射,与帕金森病患者的肌强直不同。本病患者的肌强直表现为屈肌和伸肌肌张力均增高,被动运动关节时始终保持阻力增高,类似弯曲软铅管的感觉,故称"铅管样肌强直"。多数伴有震颤的患者,检查时可感到均匀的阻力中出现断续停顿,如同转动齿轮感,称为"齿轮样肌强直", 这是由于肌强直与静止性震颤叠加所致。

(3)运动迟缓。

随意动作减少、减慢。多表现为开始的动作困难和缓慢,如行走时起动和终止均有困难。面肌强直使面部表情呆板,双眼凝视和瞬目动作减少,笑容出现和消失减慢,造成"面具脸"。手指精细动作很难完成,系裤带、鞋带等很难进行;有书写时字越写越小的倾向,称为"写字过小征"。这个症状往往被认为是正常老化,容易造成长期漏诊。

(4)姿势步态异常。

早期走路时患侧上肢摆臂幅度减小或消失,下肢拖拽;随病情进展,步伐逐渐变小变慢,启动、转弯时步态障碍尤为明显;晚期有坐位、卧位起立困难,有时会发生行走中全身僵住,不能动弹,称为"冻结"现象;有时迈步后碎步、往前冲,越走越快,不能及时止步,称为"慌张步态"。

(5)非运动症状。

可有感觉障碍甚至疼痛,早期出现嗅觉减退或睡眠障碍(失眠、噩梦、睡眠中大叫、乱动)。常见为自主神经功能障碍的表现,如便秘、多汗、流涎、性功能减退和脂溢性皮炎等。约半数患者伴有抑郁症。15%~30%的患者在疾病晚期出现智能障碍。

值得注意的是,有些患者因为行动迟缓所以不太喜欢活动,反应速度也逐渐变慢,缺乏主动性、缺乏好奇心,经常被误诊为"老年痴呆"或"脑萎缩"而没有及时治疗。所以如果发现家里老人有这些情况，应想到帕金森病的可能，建议尽早到医院就诊。

 ## 泌尿系结石液体活检——尿液成分过饱和系数分析

李雪竹　周悦玲　肾脏内科

"哎哟，哎哟，腰疼，像刀割一样的疼，医生救命啊！" 小张因为剧烈腰疼，还解了一次血尿，来到了急诊室。经过医生检查，原来又是肾结石在作怪，小张平时工作比较忙，很少喝水，3年前得过一次肾结石。这下小张犯了愁，原以为手术后结石就好了，怎么又长出来了？碎石手术的痛苦还历历在目啊！

肾结石会复发吗？反复复发会引起肾衰竭吗？有检测治疗的方法吗？听医生为您详细分析解释。

泌尿系结石是一种常见疾病，特别是随着生活水平的提高，近年来我国泌尿系结石发病率呈持续上升趋势，据统计，我国有5%~6%的成年人患有肾结石。

结石是如何形成的呢？尿中可以形成结石的矿物质浓缩，过饱和后析出细小的结晶在肾脏沉积，慢慢就形成了较大的结石。较大的结石可引起肾积水、梗阻性肾病，最终导致肾衰竭。尿液中存在很多与结石形成相关的物质，它们又受饮食、环境、代谢、遗传和并发症等多种因素的影响，根据成分大致可分为含钙结石和非含钙结石两类，也有很多患者的结石是含多种成分的混合性结石。

泌尿系结石的主要种类

草酸钙：最常见的一种结石类型，占70%。

磷酸钙：较常见。

尿　酸：较常见。

鸟粪石：少见，与感染相关。

胱氨酸：罕见，遗传性疾病。

其　他：往往由药物性、基质等成分引起。

泌尿系结石的复发

目前大多数泌尿系结石患者仍首选在外科就诊。尽管近手术治疗能快速解除患者的急性泌尿道梗阻等，但无法消除潜在的结石形成危险因素，过了一段时间后结石又会重新形成。结石复发率很高，每年为10%~23%，5年和10年复发率分别高达50%和80%~90%。实际上，一些泌尿系结石如尿酸结石等只需内科治疗即可根治,盲目进行外科手术治疗反而可能增加患者的痛苦并加重其经济负担。因此,无创且能有效预测结石复发及其成分的检测方法对预防和治疗泌尿系结石是非常重要的。

泌尿系结石的对因施治

不同成分的结石在治疗上有相同之处,也各有其不同,这也就造成了结石治疗的复杂性。对于草酸钙结石、尿酸结石、胱氨酸结石等,可以通过碱化尿液达到预防和治疗结石的目的,常用药物有枸橼酸钾、碳酸氢钠等,尿酸偏高的患者还可进行降尿酸治疗。对于感染性结石患者,推荐进行手术治疗,同时服用醋羟胺酸抑制脲酶活性,从而达到治疗目的。对于高钙尿症的患者,也可以在控盐饮食的基础上,酌情加用噻嗪类利尿剂,实现降尿钙的效果。此外,营养干预在肾结石防治中的作用也是不容忽视的,有时就是这些看似不重要的一餐一饮,往往决定了疾病的发展和走向。不同类型结石患者的饮食营养干预措施也不尽相同。

小张在医生的建议下进行了尿液成分过饱和系数分析,发现结石的成分是草酸钙结石,并且复发倾向非常高,医生给予了枸橼酸钾、氢氯噻嗪等药物治疗,以及针对小张的饮食习惯进行了减少结石复发风险的饮食干预指导,并进行了规律随访,小张的肾结石再也没有复发。

什么是尿液成分过饱和系数分析

尿液成分过饱和系数分析是一种评估人机体代谢状况的重要方法,检测常见结石成分溶质是否处于过饱和度状态,即容易形成结石的状态,这对于确定结石成分、评估复发风险和指导后续治疗具有重要价值。24小时尿液成分检测的目标物主要包括尿液的量,pH值,以及尿液中钾、钠、氯、钙、磷、镁、枸橼酸、草酸、尿酸、肌酐、尿素氮和硫酸盐等的水平。软件还会对特定成分结石的未来形成风险做出预测,精确度高达90%。

24小时尿液分析检测适用于所有首发的肾结石。以下情况应尽早进行尿液成分分析,并在干预治疗后重复检测:

(1)儿童肾结石。

(2)成人肾结石伴有肾功能不全。

(3)多发结石。

(4)反复发作,并有多次手术史。

(5)肾移植并发肾结石。

(6)孤立肾并发肾结石。

(7)肾结石合并慢性腹泻(肠易激综合征、短肠综合征、胃肠旁路手术后)。

总之,当肾结石反复发作时,应及早明确结石的成分、病因并开始进行相应的干预和治疗，这样不仅可以大大降低远期手术风险，还能够预防结石复发，改善患者的生活质量。对于制订"个体化""精准"的结石干预治疗方案具有非常重要的意义。

 ## 腰酸背痛可能是肾囊肿

吴胜斌　丁　峰　肾脏内科

相信大多数读者都有腰酸背痛的经历，多数是由腰肌劳损、腰椎间盘突出、骨质疏松等常见疾病引起。但是有一小部分腰酸背痛患者就医行B超检查时会发现肾囊肿，带有"肿"字，不太精通医学的人可能会联想到"肿瘤"，难免焦虑。

肾囊肿是肿瘤吗?

其实肾囊肿是泌尿系统常见的结构异常性疾病之一，它是指肾脏内出现大小不等的、与外界不相通的囊性包块，囊内含有淡黄色透明液体。肾脏的这种囊性病变主要是由于肾实质所分泌的液体在肾实质的局部形成潴留，不能及时吸收所致。所以囊肿里面是"囊"，而不是大家认为的"肿瘤"，大可不必过于紧张。

要不要管它?

既然刚刚说对它不必过于紧张，那要不要管它呢? 这要根据囊肿的类型而定。肾囊肿一般可分为单纯性肾囊肿、成人型肾囊肿和获得性肾囊肿。

（1）单纯性肾囊肿: 可能是一种先天性异常，是单侧或双侧肾有一个或数个大小不等的圆形、与外界不相通的囊腔，多数是单侧。其发病率可随年龄增长而增高，50岁以上的人做B超，有50%的人可以发现这种囊肿。单纯性肾囊肿直径在4厘米以下者一般无特殊症状，对身体无明显影响，只需临床观察处理即可，无须治疗; 直径在5厘米以上的囊肿会对肾实质产生局部压迫作用，不仅可产生腰痛等不适症状，还会造成肾脏功能的进行性损害，若继续增大甚至还有一定的恶变倾向，因此需要临床治疗。目前常用的治疗手段有囊肿穿刺、注入硬化剂或手术切除。

（2）成人型肾囊肿: 是一种先天性遗传性疾病，肾脏实质内充满数不清的、大小不等的、与外界不相通的圆形囊肿，囊内含有液体，小的肉眼看不到，大的可有数厘米，故又称为多囊肾。其发生率为0.1%，多在50岁以后逐渐发展成终末期肾病，所以必须尽早治疗。以往多囊肾无特别理想的治疗方法，仅以内科保守治疗为主，但近10年来，腹腔镜肾囊肿切除术和腹腔镜多囊肾多囊去顶减压术的开创和发展，已经完全代替了传统的开放肾囊肿切除术和经皮肾囊肿穿刺等治疗方法，成为治疗肾囊肿和成人型多囊肾的最佳治疗方法。此外，随着遗传学研究和基因工程不断完善，这些新兴技术将来会成为理想的治疗手段。

（3）获得性肾囊肿：主要发生于尿毒症或透析治疗后。这部分患者的肾脏原本没有囊肿，但透析时间超过3年的，大多数会出现囊肿。这种肾囊肿一般一个肾内至少有4个囊肿，直径多为2～3厘米。治疗主要是对症处理，对严重反复发作的血尿，可考虑肾动脉栓塞治疗。

此外，近期有文献介绍有一种比较罕见的肾脏髓质囊性病，多在儿童或少年时期就出现烦渴、多尿、遗尿，可发生肾衰竭。目前尚无成熟的诊治方法，一旦诊断明确，主要是进行以保护肾功能为主的保守治疗。

发现肾囊肿有门道

虽大多数肾囊肿不足为惧，但大家也不能不把肾囊肿当回事。那我们如何知道自己有没有肾囊肿呢？一般有以下5点表现。

（1）腰腹不适或疼痛：疼痛的特点为隐痛、钝痛，固定于一侧或两侧，向下部及腰背部放射。

（2）血尿：可表现为镜下血尿或肉眼血尿。

（3）腹部肿块：为患者就诊的主要原因，60%～80%的患者可触及肿大的肾脏。肾脏愈肿大，肾功能愈差。

（4）蛋白尿：一般量不多，24小时内尿蛋白质不超过2克。

（5）高血压：囊肿压迫肾脏，若造成肾缺血，可使肾素分泌增多，引起高血压。

另外，影像学检查，如B超和CT可以轻松发现肾囊肿。

由此可见，不明原因的腰酸背痛还是要尽早就医，小心肾囊肿。但是得了肾囊肿也不必过度焦虑，只需清淡饮食，适量运动，定时随访，90%以上的患者预后良好。即使疾病出现明显进展，我们也已经有了很多成熟的治疗手段，当然，对于晚期、终末期肾病，目前还没有太好的治疗方法，只能依靠维持性透析了。

❤ ⑨ 你的食管还好吗？

孟祥军　王　磊　消化内科

近年来，越来越多的舌癌、牙龈癌、喉癌、口底癌的患者因为吃不下饭来求助消化内科的医生，想吃却吃不下，成了他们抗癌路上最大的绊脚石。这是为什么呢？因为他们的食管——食物的重要通路，发生了病变。

头颈部肿瘤包括颈部肿瘤、耳鼻喉科肿瘤以及口腔颌面部肿瘤三大部分。头颈部肿瘤与吸烟和酗酒密切相关，发病率逐年升高，其中90%以上的头颈部肿瘤属于鳞状细胞癌，而鳞状细胞癌最容易并发食管癌，发生率可高达5%~15%。最典型的食管癌症状为吞咽梗阻感，并且这种吞咽梗阻感呈进行性加重。最初表现为进食硬食困难，后逐渐出现进食软食和饮水都困难。但是非常不幸，患者常缺乏食管癌相关的典型临床症状，绝大多数患者是在进行术后CT随访检查时才发现食管管壁增厚，有的患者是在出现进食困难后，才想到进行消化内镜检查，这时多已为进展期甚至晚期，这也是导致头颈部肿瘤治疗失败、预后差的一个重要原因。

消化内镜是诊断食管癌最直接，最有效的检查手段。近年来，消化内镜技术飞跃发展，大大提高了食管癌的早期诊断率。内镜窄带成像术（NBI）是一种新兴的内镜技术，其主要的优势在于：NBI图像中血管和黏膜的颜色对比率明显更大，易于对食管上皮微血管的形态进行观察和评价，进而可以发现早期食管癌。

⑩ 秋冬季如何保护心脏

范虞琪　心血管内科

秋冬季，随着气温变冷，心血管疾病发病率明显增高，最常见的包括血压增高，会出现头晕、头痛，甚至出现主动脉夹层。心功能不全（心力衰竭）也是秋冬季常见疾病，患者可以出现胸闷、气促加重，伴有下肢水肿。当然，最严重的是心肌梗死，严重危害患者的生命安全。

秋冬季心血管疾病发病率为什么明显增高？

秋冬季心血管疾病发病率增高的原因有多个方面：

（1）秋冬季气温降低，因此血管收缩。血管收缩后导致血压增高。而高血压本身就是心功能不全和心肌梗死发生的危险因素。

（2）天冷之后，患者会减少外出锻炼。有效的锻炼本身会降低血压、血脂，同时减少心血管事件发生。

（3）秋冬季传统节日较多，人们有较多的应酬，会有更多的饮酒、吸烟，以及"大吃一顿"的机会，而饮酒、吸烟、高脂饮食也会加重心血管事件的发生。最后，秋冬季是呼吸系统疾病的高发期。呼吸系统疾病（如肺炎）发生后，会加重心脏负担，从而引起心衰加重。

心梗、心绞痛、冠心病是什么关系？

"冠心病"是冠状动脉粥样硬化性心脏病的简称。心绞痛和心梗都是冠心病的一种表现形式，后者的危害程度更大。心绞痛如果不积极治疗，可能发展为心梗。

冠状动脉是指心脏表面的3根血管，提供整个心脏的供血。就好比"三毛"的3根头发一样，搭在心脏表面。古代把搭在头上的帽子称为"冠"。所以这3根血管称为冠状动脉。

粥样硬化是指冠状动脉里的管腔被斑块堵住了。这些斑块是长在血管壁里的，主要成分是胆固醇，看上去就像"小米粥"一样。得了冠心病后，如果出现活动后胸痛，休息后缓解，疼痛成"石头压在胸口感"，那就要考虑心绞痛。如果胸痛症状严重，超过20分钟仍不缓解，伴有大汗，就要考虑心梗可能。

哪些人容易发生冠心病、心梗？

冠心病的危险因素包括：男性、老年、绝经后女性、吸烟、糖尿病、高脂血症、高血压、饮酒、肾功能不全、长期熬夜等。危险因素越多，发病概率越高。值得注意的是，冠心病心肌梗死的发病年龄逐渐年轻化。现在临床经常遇到30岁左右的心梗患者，需要引起重视。

如何判断自己是否发生了心梗？

如果明确有冠心病的患者，出现典型的活动后胸痛，呈压榨性，休息20分钟以上或服用硝酸甘油不能缓解，就需要警惕可能心梗发作了。特别是对于之前心脏放过支架的患者，如果有上一次心梗发作时的相似症状，就需要特别警惕。此外，糖尿病患者由于其神经麻痹，很多时候胸痛症状不典型，可以仅仅表现为胸闷、气促、活动耐量明显下降，这也要警惕心梗发作可能，及时就诊。

剧烈胸痛了该怎么办？如何自救？

网上有很多胸痛自救的办法，比如掐人中，自服硝酸甘油或阿司匹林等。这些办法其实都有潜在的隐患，或者本身没有什么效果。胸痛的原因很多，不同原因的治疗策略完全不同。主动脉夹层以控制血压、镇静为主；肺栓塞的话要抗凝；心梗的话可以服用阿司匹林。硝酸甘油的使用也比较复杂。服用硝酸甘油后，会导致血压降低。

如果心梗或者肺栓塞合并了低血压状态，就不宜服用硝酸甘油。如果剧烈胸痛，患者应该做的是保持平卧位，然后紧急呼叫120，转送至离家最近的有胸痛中心的医院。胸痛中心是国家认定的具有紧急胸痛救治能力的医疗机构。上海很多医院都已成功获得胸痛中心资质，上海市第九人民医院就是上海首批（6家）获得胸痛中心资质的医院之一。

心梗该怎么治疗？是否可以不放支架？

心脏支架是老百姓很关心的一个问题。网上有些说法，认为"支架不需要放"，其实这种说法是片面的。对于冠心病患者，如果是"稳定性冠心病"，病变狭窄位置不在关键位置，有些可以不放支架。但是对于急性心梗，及时有效地开通血管，进行支架植入，至今仍旧是最有效改善患者预后、降低病死率、保护心功能的措施。

网上很多流传的"把垃圾吸出来，然后不放支架"的视频，其实也有认知上的偏差。如果患者本身冠状动脉狭窄不严重，那确实是血栓抽吸后强化药物治疗就可以了。还有患者认为把"血管壁上的垃圾磨掉"就可以了。这里说的是钙化病变旋磨。旋磨用的是金刚钻，它可以把硬的钙化斑块磨掉，但对于软的斑块，它是磨不掉的。所以对于钙化病变，处理策略是旋磨后再放置支架。

当然，开通血管也不光是放支架，也可以心脏外科进行搭桥处理（外科手术），或者紧急溶栓。但溶栓效果明显差于支架术和搭桥，同时并发症较多。现在溶栓只限于无法手术的医院。

心梗出院后，如何合理用药及调理？

心梗出院后，应规律服用两种抗血小板药物，常见的是阿司匹林+替格雷洛，或者阿司匹林+氯吡格雷。这两个药物是抑制血小板聚集、避免血栓形成的，还要积极降低血脂。目前首选的是服用他汀类药物，必要时可以联合其他药物使用。

心梗患者的血脂标准（低密度脂蛋白）要比正常人的标准低，不能参照正常人的标准3.4mmol/L。降脂药物可以明显降低患者病死率，减少心梗事件再次发生。LDL每减少1mmol/L，病死率降低10%。而发生肝功能不全的概率仅为千分之五。所以如果没有特殊情况，均应持续降脂治疗。此外，如果是前壁心梗或侧壁心梗，没有血压过低或心率过慢，还得服用β受体阻滞剂和ACEI/ARB类药物。这些药虽然被归为降压药，但对于心梗患者，能起保护心功能的作用，不单单是降压药。所以哪怕血压正常，也应该按时服用。

心功能不全的患者，秋冬季如何避免症状恶化？

心功能不全的患者，秋冬季要注意保暖，避免感冒。因为一旦感冒，很容易加重为肺部感染，从而进一步恶化心功能。如果患者出现感冒，要马上就诊，遵医嘱及时使用抗生素，避免感染恶化。此外，建议心功能不全患者家里备一个体重计，每日测量体重。测量体重的目的不是为了美观，而是看是否胖了。心功能不全的患者体重上升，最大可能是体内有过多的液体潴留。因此，如果体重明显上升，需要增强利尿剂药物的使用量,增加尿量排泄(不是靠喝更多的水,否则体内液体潴留更加明显),或到医院及时就诊。如果病情需要,可以配置吸氧设备,改善症状。

烟草伤"心"的真相

毛承誉　张俊峰　心血管内科

"饭后一支烟,赛过活神仙",即使是在公众场合严厉实施戒烟令的今天,吞云吐雾依然是许多人的日常写照。殊不知,烟草是现代社会最主要的健康危害之一。大量研究证实,吸烟是冠心病独立的危险因素,且会显著提高心肌梗死的发生率(远高于肺癌的发生率),吸烟者比不吸烟者冠心病的病死率高70%。此外,相比于主动吸烟者,长期吸入电子烟(以尼古丁为主要成分)或二手烟者,心血管疾病发病率也同样增加,但这一情况并未被大众广泛知晓。

吸烟是多种心血管疾病的致病因素

冠心病的病理基础是动脉粥样硬化。烟草中的一氧化碳与血红蛋白的亲和力比氧气高250倍,当人们吸入较多的一氧化碳时,一氧化碳会损伤血管内皮,引起广泛的血管炎症,使动脉壁缺氧、水肿,促进脂质渗入。吸烟还会提升体内胆固醇、甘油三酯水平,加速动脉粥样硬化进展。

烟草成分,尤其是吸入的大量尼古丁能诱发血管痉挛,同时促进血小板黏附和纤维蛋白含量增加,抑制人体自身的抗血栓机制,促进血栓形成。

此外,尼古丁作用于交感神经系统,刺激肾上腺释放更多的儿茶酚胺,引起血管收缩和血压升高,心跳加快,增加心肌的应激性,易引发动脉粥样硬化斑块破裂,导致心肌梗死、脑梗死、肺动脉栓塞等致命性事件。

吸烟除可增加冠心病(冠心病是导致心力衰竭的常见原因)的发病率外,刺激肾上腺素分泌也会加重动脉僵硬度,增加毛细血管阻力,在减少心脏供氧的同时增加其负荷,是导致心衰的重要因素。

少量吸烟和二手烟都易诱发心脏病

人体对烟草有毒物质的抵抗力十分低下,即使少量吸烟,危害也不容小觑。研究表明,每天只吸1根烟与从不吸烟的人相比,冠心病和卒中的发病风险分别增加了48%和35%。同时,研究表明,吸烟导致女性发生冠心病和卒中的风险更高,形势更为严峻。

因此，认为"社交性吸烟"无害，以及自认为每天少吸几支烟就能避免吸烟危害的"低强度"吸烟者，要及时摒弃这些错误的认识，所谓的"安全吸烟"并不存在。

吸烟对年轻的心脏同样有害

吸烟是造成15～35岁年轻人群发生心源性猝死的重要因素。究其原因，即使是年轻有活力的心脏，不论短期还是长期吸烟，烟毒对人体的伤害都直接而迅速。年轻人吸烟同样会有心率调节功能的低下和运动耐力降低等表现。而在血脂代谢方面，甚至儿童主动或被动吸烟，也会出现血脂代谢障碍。

戒烟可直接让心脏获益

戒烟在临床工作中已被证实可使冠心病患者获益。戒烟2个月，可使心率、血压下降；戒烟6个月，可使心血管病各项危险参数降低，冠脉僵硬度明显改善。

此外，由于尼古丁是引起烟草成瘾性的核心，因此依靠电子烟来戒烟是无稽之谈。更可怕的是，电子烟除了具有传统烟草的大部分毒性作用外，女性在怀孕前1个月或在妊娠前3个月使用电子烟，便有可能诱发胎儿出现房间隔缺损，此外，尼古丁还可通过母体给胎儿带来成瘾性。

因此，戒烟应当尽早、彻底！

对于吸烟产生的心脏危害，公众的认识还远远不够，控烟也绝不能仅仅停留在少抽烟或在公共场所禁烟的层面，我们更需要引导民众从青少年阶段就树立正确的健康观念，远离烟草！

血压一降头就晕是咋回事

张俊峰　叶佳雯　心血管内科

老高的高血压病已经有几年了，平时没啥不适症状，也从没吃过降压药。近来了解了些医学知识，渐渐意识到不控制高血压的害处，于是开始服上了降压药。然而服药后，血压是降到了正常范围，却一直觉得头晕；而停药后又觉得"神清气爽"。于是老高认为自己是"特殊体质"，可能血压就该那么高着，但真有这种"体质"吗？

血压下降后为什么导致头晕

血压高了要吃药，这一理念已为大众广泛接受。然而，也有部分患者会出现老高这样的情况，不吃药没症状，吃了药降了血压反而出现头晕、不适，引发对高血压到底该不该降压的质疑，或是笃信自己是"特殊体质"而排斥药物治疗。

像老高这样的高血压患者，尤其是已有一定病程年限的患者，服用降压药后出现头晕，一个可能的原因是用药后血压降得太快。患者在规范应用降压药之前长期处于高血压状态，大脑已习惯了高灌注状态，此时若迅速将血压降至正常，患者会因为脑部供血不足而产生头晕的症状，尤其是高龄、有动脉硬化，或是合并有主动脉、颈动脉、脑动脉狭窄或颅内其他疾病的患者，更易引发头晕症状。出现这种情况应该做颈部血管超声、颅内血管CT或磁共振来排查隐患，尽早干预。

此外，若老高使用的是需每天服用2次以上的短效降压药物，服药后一两个小时甚至更短的时间内就可以发挥明显的降压作用，表面上血压控制在正常范围，但几小时后药物作用减弱，血压再次升高，若做24小时动态血压监测就会发现血压的波动，血压的这种高低起伏反而会引发头晕症状。

如果排除了以上原因依然头晕，应考虑是否是药物本身导致的不适，可尝试换药观察。

降压达标是硬道理

事实上，降压治疗的根本目标，是延缓高血压所致器官损害进程，最大限度地降低心脑血管疾病的发病率和病死率，改善生活质量，延长寿命。

降压治疗应强调达标（收缩压<140mmHg，舒张压<90mmHg）才是硬道理。而对于合并糖尿病、慢性肾功能不全、65岁以下的高血压患者，若能耐受，降压标准需设置更低（收缩压<130mmHg，舒张压<80mmHg）。

对于既往血压长期处于较高水平，服药后血压降低速度过快导致头晕的患者，应缓慢、平稳地降低血压，避免频繁应用短效降压药物。除非情况极端特殊，否则不主张放松降压标准。由于长效降压药物需要3~4周的时间才能达到其最大疗效，因此建议每3~4周调整一次方案，应耐心监测、观察，避免操之过急。

平稳降压有门道

像老高这类血压下降速度过快的高血压患者，更应强调缓慢、平稳地降低血压，降压时应当遵循以下几项原则。

（1）小剂量：初始接受降压治疗时，采用较小的有效治疗剂量，并根据个体需要，逐步增加剂量。

（2）长效：应尽可能使用一日仅需服用1次、降压效果持续24小时的长效药物，有效控制夜间和清晨血压。

（3）适度：虽大多数老年患者需要联合降压治疗，但仍应从单药、小剂量开始应用，避免大量用药后血压下降过快，引起不适。

（4）个体化：每位患者应根据具体情况、耐受性，选择适合自己的降压药物，

有医说医科普荟

切忌盲人。

对于用药敏感的患者，更应保持良好的生活习惯，利用好的生活方式辅助降压。日常应注意规律监测血压，坚持健康饮食，保证规律运动，戒烟、限酒，保持理想体重，改善睡眠，并注意防寒保暖。

⑬ 贫血的检查和诊治路径

王育丽　石　军　血液内科

贫血是比较常见的疾病，指人体血红细胞容量低于正常，通常以血红蛋白的浓度测定作为临床指标。在我国，成年男性的血红蛋白小于120g/L，成年女性可以小于110g/L，而孕妇小于100g/L，称为贫血。贫血常表现为以下症状：不明原因的头晕、乏力、困倦、面色苍白、耳鸣、多梦、记忆减退、注意力不集中、活动后心慌等，如有上述不适要及时就医。

一般检查

贫血最普及的检查即为血常规，除红细胞、血红蛋白、血细胞比容这些指标外，还应包括：

（1）MCV、MCH及MCHC的测定。MCV、MCH、MCHC属于红细胞的辅助参数，MCV指每个红细胞的平均体积，MCH指每个红细胞内所含血红蛋白的平均量，MCHC指平均每升红细胞中所含血红蛋白的浓度，这三项参数在贫血时对于初步判断贫血类型很有价值。MCV、MCH减低常见于缺铁性贫血，少见疾病为珠蛋白生成障碍性贫血；MCV增高常见于叶酸、维生素B12缺乏导致的巨幼细胞性贫血，部分骨髓增生异常综合征也可出现MCV下降。

（2）网织红细胞计数。网织红细胞是尚未完全成熟的红细胞，体现人体骨髓红细胞的生成能力。网织红细胞增高可见于各种增生性贫血如溶血性贫血、营养性贫血、失血性贫血治疗后；网织红细胞减低，要行骨髓排查骨髓衰竭性疾病如再生障碍性贫血等，询问有无肿瘤基础疾病、放化疗等治疗史。

（3）外周血涂片。显微镜下观察红细胞形态有无异常，如球形红细胞、靶形红细胞、红细胞大小不均，低色素和多染性红细胞，嗜碱性点彩等。同时观察白细胞和血小板数量和形态方面的改变，以排除引起贫血的其他疾病。

（4）尿常规、大便隐血及寄生虫卵、血液尿素氮、血肌酐以及肺部X线检查等均不容忽视。

21

如上述检查发现异常,需就诊于血液专科,进行进一步检查。

明确病因

引起贫血的病因多种多样,血液专科医师会详细了解患者的病史:包括饮食习惯史,药物史及是否接触有毒、有害物质,有无出血史(女性患者要询问其月经史及有无月经过多),有无其他慢性疾病,家庭成员贫血史,输血史,地区流行性疾病等。

再进行详细的体格检查:有无肝、脾、淋巴结肿大,注意皮肤、黏膜是否苍白,有无紫癜、黄疸等。

红细胞辅助参数(MCV、MCH、MCHC)有改变时,铁代谢、叶酸、维生素B_{12}测定可明确是否为造血原料缺乏导致的营养性贫血。营养性贫血病因中最重要的是偏食、体重增长迅速(如婴儿期和青春快速发育期)、经血过多、妊娠、持续超强度训练、胃肠道疾病(如消化性溃疡)、痔疮反复发作、长期使用阿司匹林等。较为便捷的检查为多次大便潜血检查,以确定有无胃肠道失血因素存在,必要时可进一步行胃肠镜检查。溶血性贫血可发生游离血红蛋白增高、结合珠蛋白降低、血钾增高、间接胆红素增高等。有时还需进行红细胞膜、酶、珠蛋白、血红素、自身抗体、同种抗体或PNH克隆、骨髓基因、染色体等检查;部分自身免疫性疾病、肾病、甲减、糖尿病可继发或合并贫血,行甲状腺功能、T细胞亚群及细胞因子EPO测定及自身抗体检查等可协助诊断。骨髓检查对某些贫血、白血病、骨髓坏死、骨髓纤维化、髓外肿瘤细胞浸润等具有诊断价值。因骨髓细胞涂片可反映骨髓细胞的增生程度、细胞成分、比例和形态变化。骨髓活检即骨髓病理检查,反映骨髓造血组织的结构、增生程度、细胞成分和形态变化。必须注意骨髓取样的局限性,骨髓检查与血常规有矛盾时,应做多部位骨髓检查。

总之,详尽的病史采集、全面有序的体格检查和针对贫血发病机制的专科检查能有效协助贫血的病因诊断。

按因治疗

(1)贫血患者应首先就诊于血液科,完善相关检查后,根据病因再分诊到不同专科。

(2)血液系统原发疾病就诊于血液科。

(3)消化系统疾病如消化性溃疡、消化系统肿瘤、痔疮导致的贫血就诊于消化科或普外科。

(4)自身免疫疾病如红斑狼疮、类风湿关节炎等导致的贫血就诊于风湿免疫科。

(5)甲状腺功能减退(甲减)、糖尿病导致的慢性病贫血需到内分泌科就诊,治疗原发病。

（6）肾脏疾病导致的贫血就诊于肾内科。

（7）肿瘤转移或副癌综合征导致的贫血就诊于各肿瘤专科或中医科。

总之，贫血病因不同，治疗原则不同。根除病因是贫血治疗的关键。

⑭ 警惕眼睛的"定时炸弹"——浅前房

徐 瓅　郭文毅　眼科

两年前，68岁的王阿姨体检时发现眼睛有浅前房症状，医生建议她去医院进一步检查，并进行激光治疗。王阿姨因对激光有所顾虑，就没去检查治疗。不久前，她早上起床后，右眼突然剧烈疼痛，并伴有头痛、视力急剧下降。急诊检查结果显示为急性闭角型青光眼。医生表示，如果两年前及时做激光治疗，这种情况极有可能避免。

何为浅前房

浅前房是一种特殊的解剖特点，由于虹膜和晶状体位置前移，与角膜距离过近，易使房角关闭，从而导致急性闭角型青光眼发作。浅前房是一个"隐身高手"，没有任何症状，很少会引起大家警惕，却是眼睛的"定时炸弹"。如不及时干预，就有可能"爆炸"，导致急性闭角型青光眼发作。

发作症状

急性闭角型青光眼是一种眼科急症，如果不能得到早期、及时、正确的诊治，持续高眼压会对视神经造成不可逆的损害，最终导致患者视力明显下降甚至失明。急性闭角型青光眼发作时，一般会出现眼胀、眼痛，并伴头痛、呕吐等症状，视力也会出现不同程度的下降，部分患者还可能在灯光周围看到彩色环。这时，通常会看到结膜因充血而导致眼白发红，角膜发生水肿而使眼黑发白，瞳孔也会变大且相对固定。

如何"拆弹"

可通过青光眼的早期筛查，包括眼压、裂隙灯及眼底检查，发现浅前房患者以及急性闭角型青光眼的高危人群。对于浅前房者，可做激光虹膜周切术，防止急性闭角型青光眼发作，真正起到"拆弹"作用。尤其是有青光眼家族史、远视眼及40岁以上高风险人群或在眼部整形美容手术之前，更需进行浅前房及青光眼的早期筛查，以便及时发现并拆除浅前房这个"定时炸弹"。

⑮ 控制近视眼，"法宝"知多少

张　静　眼科

家长们在督促孩子学习之余，又开始担心起孩子的眼睛，还建立了不少讨论群，找来各种防治近视的"法宝"。这些"法宝"真的可靠吗?

"法宝"一: OK镜

角膜塑形镜也就是我们俗称的OK镜，是一种采用逆几何设计的高透氧硬质材料做成的角膜接触镜，其内表面由多弧段组成，可通过物理压力改变角膜形态。其矫正近视的原理是通过夜间佩戴使中央角膜曲率变平坦，降低角膜曲率，从而暂时矫正近视，并延缓近视进展。

佩戴OK镜必须先到医院进行专业的检查，不是所有近视的孩子都必须或适合戴OK镜。

适合佩戴OK镜者: 近视度数进展快（>100°/年）；或者为曲率性近视，即角膜的曲率（弯曲度）比较高。

不一定适合佩戴OK镜者: 角膜比较平坦的、眼轴比较长的轴性近视；散光度数较高的；近视度数过高（>500°）；散光度数和近视度数接近的孩子。

假如戴了不合适的OK镜，孩子白天的裸眼视力不好，又没有佩戴合适的框架眼镜，视力得不到很好的矫正，使孩子眼睛过度调节造成视疲劳，不但不能控制近视，反而容易加快近视的进展。这类孩子应该佩戴合适的框架眼镜，采取其他方法来控制近视进展。

"法宝"二: 低浓度阿托品

低浓度阿托品用于近视防控在目前也是一大热点，其有效性已被多项临床研究证实，但同时，它的安全性也备受关注。

长期滴用阿托品可能会造成以下不良反应:

（1）畏光。阿托品浓度越高，畏光表现越明显。

（2）过敏反应。部分孩子会出现眼部刺痛感、眼红肿等过敏表现，表现为过敏性结膜炎、过敏性睑缘炎、睑腺炎、眼睑及眼周接触性皮炎等，停药后基本即能好转。

（3）少部分患者使用阿托品后出现眼干。低浓度阿托品的干眼表现不明显，仍需临床大样本观察。

（4）青光眼为阿托品的使用禁忌证。阿托品作为睫状肌麻痹剂可诱发闭角型青光眼。在近视眼儿童中，长期使用阿托品是否会导致眼压升高而诱发青光眼尚无定论，需临床长期观察。

（5）阿托品会造成一定程度的瞳孔扩大，这是否会对晶状体、眼底视网膜等造成影响，也需要进一步的长期临床随访研究。

当然，阿托品也并非所有近视儿童都适合使用。一般来说，对于早发、进展快速（>100°/年）的近视眼儿童；或者有高度近视趋势，迫切需要控制近视进展，但又不适合或不能耐受佩戴OK镜的，排除青光眼等眼部疾病的儿童，可以尝试使用阿托品治疗。

近年来，在家长中还流传着"OK镜+低浓度阿托品是预防近视发展最好的组合"的说法。其实，OK镜+低浓度阿托品两种方式联合并不是必需的，若使用一种方法就能有效控制近视进展，建议单一方法即可。两种方法控制虽然可能效果更好，但同时也可能产生更多的不良反应，如造成干眼等。而对于单一方法控制不好的，可以采用两种方式联合治疗，临床有部分研究表明两种方式的控制效果优于单一的方式。但需注意：并非所有的孩子都需要使用两种方法来控制近视。

"法宝"三：哺光仪

近来有一种叫"哺光仪"的仪器开始慢慢走红，有家长疑惑，哺光仪是什么？

哺光仪是通过模拟太阳光中特定波长及特定光束的红光（多数是波长在630~650nm的红光，是一种安全的半导体激光），刺激脉络膜血液循环，促进视网膜中多巴胺的分泌，进而达到增加脉络膜厚度、控制眼轴的增长及防控近视目的的一种仪器。

目前已经有研究显示，与佩戴OK镜和框架眼镜相比，哺光仪短时间（6个月内）的使用可以减少眼轴的长度，同时可以控制近视度数的上升。而且这种控制的效果与眼轴长度成正比，也就是说，眼轴越长，使用哺光仪缩短眼轴、控制近视的效果越明显。那么长期使用哺光仪是否会有明显近视防控的作用呢？会不会有什么不良反应呢？答案是不确切的，因为目前尚没有长期的研究数据佐证。

短时间使用哺光仪可以缩短眼轴，目前认为这可能与脉络膜厚度增加，向内挤压视网膜色素上皮层，从而使眼轴测量的长度缩短有关。哺光仪的长期效果有待进一步研究观察。

哺光仪的使用方式为每日使用2次，每次3分钟，但是它不能代替每天的户外运动。

户外接触太阳光对近视的防控作用不仅仅只有光线的影响，更重要的还有户外运动对眼睛调节能力的锻炼。看远处时睫状体松弛，晶状体悬韧带收缩，晶状体被拉平；看近处时睫状体收缩，晶状体悬韧带放松，晶状体变为球形。户外运动中光线明暗，视物远近，都可以增强眼睛的调节能力，达到近视防控的目的。这些效果都是哺光仪无法达到的，因此，使用哺光仪并不能代替户外运动。

"法宝"四：乒乓球或羽毛球

乒乓球可谓是我国的国球，近来大家发现喜欢打乒乓球的人很少近视。打乒乓球真的可以预防近视吗？事实上，这确实是有一定的作用。

眼睛看东西具有一定的调节功能，前面提到看远和看近时，睫状肌不断地收缩和放松，改变眼睛屈光状态。打乒乓球的时候，两只眼睛以球为目标，不停上下左右远近地看，这个过程一来可以锻炼睫状肌，改善调节灵敏度；二来可以锻炼眼部肌肉，提高双眼协调视物的能力。睫状肌和眼球外肌交替收缩和放松，可大大促进眼球组织的血液供应和代谢，这有助于缓解视疲劳、改善视功能。

打羽毛球和打乒乓球保护视力的原理是一样的，眼睛随着羽毛球的移动而聚焦，可以有效缓解视疲劳。

这些运动和户外活动相辅相成，户外活动除了可调节视力外，暴露在户外光线下促进多巴胺的分泌可能也是预防近视进展的因素，所以增加户外活动和打球都对预防和延缓近视有益。

"法宝"五：防蓝光眼镜

疫情期间很多孩子上网课，需要长时间使用电子产品，家长们开始担心电子产品中的蓝光是否会使孩子们近视，再加之商家的营销宣传，让大家认为防蓝光就能防近视，那么事实真的如此吗？

其实蓝光并非导致近视的"凶手"，但是蓝光具有造成视网膜损伤的可能性，当蓝光的波段处在445nm以下，光强超过一定阈值且长时间照射时，容易产生视网膜的光化学损伤。然而，适量的蓝光对人体也有益处，480～500nm的蓝光具有调整生物节律的作用，可帮助促进睡眠、稳定情绪、增强记忆力等。还有研究显示，蓝光或者紫光甚至还具有抑制眼轴增长的作用，户外运动可以预防近视可能与户外光中具有大量的蓝光有密切联系。

其实，市面上质量合格的电子产品已经过滤了大部分有害的短波蓝光，目前也没有蓝光导致近视的直接证据，因此家长不必过分担忧所谓的蓝光危害。既然蓝光不是造成近视的原因，那么所谓"防蓝光产品"预防近视就显然缺乏科学依据。市场上对防蓝光产品的性能夸大宣传，过度解读蓝光的危害，以高价推销防蓝光产品，消费者应理性看待。

⑯ 科学接种，全民抗疫

许　洁　陆观珠　感染科

新型冠状病毒性肺炎"全球大流行"是一场没有硝烟的战争，是人类与新型病毒的一场持久性战役，与全人类命运休戚相关。新冠疫苗是我们的"秘密武器"，它的研发是数以万计的科研工作者及疫苗志愿者们无私奉献的结果，现在这枚"希望的种子"已然落地，欣欣然萌发出生命的嫩芽。

新冠疫苗的接种工作在国内井然有序地开展中，然而，由于疫苗研发时间较短，国家尚未出台相关新冠疫苗的接种指南和方案要求，民众对新冠疫苗相关医学知识的不了解，容易造成疫苗的错种与误种，在引起不良反应的同时，产生医疗资源的浪费。因此，医务工作者向民众普及新冠疫苗知识，引导民众科学接种新冠疫苗是全国疫苗接种工作中至关重要的一环。

下面将从以下几个方面，为大家答疑解惑。

1.新冠疫苗的分类与制造工艺

目前我国进入Ⅲ期临床实验的疫苗，大致可分为两个类型：

（1）灭活疫苗：把病毒灭活转化为疫苗，保留病毒全部蛋白。

（2）腺病毒疫苗：将新冠病毒里的致病蛋白基因整合到毒力较弱的腺病毒中。

2.国产疫苗和进口疫苗的区别

（1）国产疫苗运用的是第一代疫苗技术——灭活疫苗。病毒被灭活后便失去了传染性，这时将其注射到人体内，人体既不会感染病毒又能通过病毒蛋白质外壳产生特异性免疫应答，这种应答是有记忆性的，其记忆性比较短暂，所以为了保证它的效果，需要不断地强化，需要分次接种。

（2）进口疫苗采用的是第三代疫苗技术——核酸疫苗。这种疫苗采用的是世界领先的mRNA疫苗合成技术，原理是将编码抗原蛋白的病毒基因片段导入宿主体内，mRNA会在宿主体内产生抗原蛋白，进而诱导该抗原蛋白的免疫应答，从而起到预防病毒的作用，不需要分次接种。

3.公众是否需要接种疫苗

中国疾病预防控制中心免疫规划首席专家王华庆表示，要阻断新冠肺炎的流行，需要完善人群免疫屏障的建立，需达到70%及以上的人群免疫普及率。与此同时，中国疾病预防控制中心认为接种疫苗是履行控制传染病流行个人应尽的义务。因此,对于疫苗接种,要做到愿接尽接。

4.新冠疫苗的适合人群有哪些

人群普遍易感新型冠状病毒。建议对高风险人群优先安排接种新冠疫苗。高风险人群包括一线医疗防疫人员、边境口岸工作人员、由于工作原因必须去高污染地域的工作人员,以及保证城市基本运行的工作人员。

5.哪些情况不适合接种疫苗

发热患者、急性病发作患者、严重慢性疾病患者、慢性疾病的急性发作期患者、孕妇、既往接种疫苗发生过严重过敏反应者,或患有其他疾病经医生评估后不宜接种的人群,不适合接种疫苗。

除此以外,由于新冠疫苗研发时间较短,还没有针对新冠疫苗与其他疫苗同时接种的研究结果,无法确定同时接种两种不同类型疫苗的安全性以及免疫效果。因此,不建议同时接种两种不同类型的疫苗(如HPV疫苗)。

6.疫苗接种次数及接种后起效时间

目前,我国新冠疫苗接种需接种3次。其中新冠灭活疫苗的接种程序是2针,间隔2~4周(推荐间隔28天);腺病毒载体疫苗接种1针即可。研究表明,新冠灭活疫苗接种完第一剂后7天开始普遍产生抗体,接种完第二剂28天后,中和抗体阳转率或者叫阳性率均达百分之百,也就是说,按照规范的免疫程序接种两剂疫苗28天后,所有人都产生足以抵抗新冠病毒的高滴度抗体。

7.疫苗的保护期为多长时间

最早接种疫苗的志愿者在经过6个月的观察期后,其规律监测的血清抗体水平提示仍处于抗体峰值的稳定期,没有下降,因此,从现有的证据来看,疫苗保护期至少长达6个月以上。目前,根据动物试验、阶段性研究结果以及既往相似技术平台的疫苗情况,综合来看,免疫的持久性和保护效果,估计在1~3年的可能性比较大。

8.病毒变异了,疫苗是否还有效

我国研制的灭活疫苗是用免疫原性强的病原体,通过物理或化学的方法杀死病毒来制作,灭活病毒上的表位数量众多,足以诱导免疫保护作用。腺病毒载体疫苗"瞄准"的是新冠病毒表面的S蛋白(刺突蛋白)。新冠病毒是通过S蛋白(刺突蛋白)"挟持"人体的ACE2蛋白,从而入侵细胞。因此,如果新冠病毒的其他部位发生突变,只要S蛋白不发生明显突变,就基本不会影响疫苗的效果。

国药集团中和交叉试验的研究数据证实选用中国的病毒株、俄罗斯的病毒株、英国的病毒株、奥地利的病毒株和美国的病毒株的新冠灭活疫苗来做中和交叉试验,结果显示均能百分之百中和。结果证实病毒有几种亚型在发生变异,但是其主基因序列和蛋白质水平没有发生根本改变,新冠灭活疫苗在未来若干年内能够覆盖这些变异的病毒。

只要新冠病毒不发生特别大的变异,并且诱导出来的免疫反应没有特别明显的不良反应,那么,不管是哪种疫苗,都能够保持其有效性。

9.接种疫苗前后有哪些注意事项

(1)受种者接种前需评估自身健康状况是否满足疫苗接种要求,并如实告知接种医生自身的健康情况,由医生来判断是否能够接种疫苗。

(2)接种后需留观30分钟。在接种新冠疫苗后,受种者需在接种点留观30分钟,关注自身身体有何异常情况。留观无异常后,方可离开。

(3)接种后,若受种者如果出现了超过38.5°C的高热,或局部红、肿块最大径超过2.5cm,需及时向医生报告,并尽快去医院就诊。

10.接种疫苗是否安全,有哪些不良反应

在进入市场前,中国研制的灭活疫苗接种志愿者总人数超过6万、国籍覆盖125国。志愿者之外,全国累计超百万剂次接种,无一例发生严重不良反应;接种后离境人数达5.6万人,无一人感染,因此,接种疫苗存在较大的安全性。

目前,从我国进入Ⅲ期临床试验的新冠疫苗紧急使用后的数据看,疫苗的不良反应基本上为轻度不良反应。不良反应主要表现在两个方面:①局部,疼痛、肿、痒等;②全身,发热、乏力。不良反应一般是不需要处理的,但如果发热超过38.5℃,或者局部红肿特别厉害,这种情况就需要就医。从目前来看,正在紧急使用的新冠疫苗短期不良反应很轻且可以接受,长期不良反应还需要等待Ⅲ期临床试验结果进行评价。

11.接种疫苗后还需要维持戴口罩等个人防护工作吗

Ⅲ期临床试验数据表明,国产疫苗和进口疫苗的有效率为86%~95%,并非100%有效。戴口罩、勤洗手、保持安全距离等防护工作可以在一定程度上防止新冠以及甲型流感、乙型流感等其他呼吸道传染病在人群中传播与流行,因此建议继续维持这些日常防护工作。

除此以外,建议个人根据所在地区疫情流行的情况以及自身健康状况来决定自身防护工作的强度。

新冠疫情从2019年底至今,在国家政府的统筹规划、医护及科研人员的坚守奋斗,以及全国人民的支持配合下,已经迈过至暗时刻。新冠疫苗的成功研制是新冠疫情攻坚战的重要转折点,使我们多了一份笃定,多了一份信心。疫情"防"重于"治",科学接种,全民抗疫,这些承载着希望的种子值得我们持续关注与期待。

宝宝验配助听器的那些事

任　燕　李海峰　耳鼻咽喉头颈外科

《新生儿听力筛查技术规范》要求所有筛查未通过的婴儿，应该在出生后3个月内接受全面的听力学及医学评估；确诊为永久性听力损失的婴儿均应该在6个月内尽快干预。因为3岁之前是宝宝语言发育的最好时期，从出生到6个月是听觉系统发育的关键阶段，也称为神经编码阶段。有研究表明，有听力障碍的婴幼儿在6个月前进行干预可明显改善日后的言语发育效果。

原则上是越早发现并干预，越能帮助婴幼儿早日接触到日常生活中更多的声音，帮助婴幼儿早日开口说话，降低后续康复难度。当然，听力诊断一定要准确，这是一切干预及后续工作的前提和根本，错误的诊断直接影响患儿的一生。

婴幼儿验配助听器的几个关键点

（1）准确全面的听力学检测报告和基因检测报告。

一份准确全面的听力报告是整个干预环节的基础，通过听力学评估可获得有关单耳听力损失类型、程度和听力构型的特异性信息，评价听觉系统的完整性，评估听敏度，为最后确定干预方式和获得助听器验配数据提供依据。

首先，应当前往正规的听力中心或听力门诊进行耳科学检查，观察婴幼儿的外耳道情况，进行中耳功能检查，排除耵聍或中耳炎等可能对听力产生可逆性损失的因素。

随后，应当进行听力学组合测试，客观检查包括耳声发射（OAE）、听性脑干诱发电位（包括Click ABR、TB-ABR）、稳态听觉诱发电位（ASSR）等。有条件的机构可以加做主观行为测试，进行主客观检查相互验证。

门诊中，我们经常会遇到一些听力机构简单地把ABR和ASSR的结果当作金标准去验配宝宝的助听器，这样做是非常不可取的。超小月龄的宝宝，由于尚不能对外界刺激做出明确的反应，同时身体和神经发育又都处于快速发展的阶段，声音过大导致的过度干预或声音过小导致的干预不足都将对他（她）造成不良的影响，需要加倍谨慎。

实际验配时，我们应该将多项反映各个频率的客观检查与主观测听及家长的观察进行综合剖析，互相印证，在几个关键频率点得到一个相对准确又安全的听阈值用于验配。

《美国小儿助听器验配实践指南》要求在验配助听器前，听力师必须获得小儿每一耳的低频和高频气、骨导阈值,低频指的是500 Hz,而高频指的是2000 Hz,所用手段可以是行为测听,也可以是电生理测试,最好是二者兼有,交叉验证。这种听力阈值界定方法,多年来一直是临床儿童听力学家遵循的金标准。

6个月以内的婴幼儿其听觉系统尚处于发育状态,为避免过度干预,我们通常需借助基因检测的结果,对有明确耳聋致病基因的中度以上听力损失的患儿给予助听器干预。对于情况特殊的患儿还应对其进行儿童智能发育评估、影像学检查等,排除其他可能对后续干预产生影响的因素。

为了使患儿得到及时精准的干预,作为家长,在选择听力机构时,须关注听力检测设备的精准性、听力检测项目组合的合理性、检测人员和诊断医师的专业程度。

(2)对听力变化的动态监测。

这一时期的婴幼儿的听觉和认知发育处于不稳定状态,为了及时修正调试数据,动态监测裸耳和助听听力就显得十分必要了。同时婴幼儿行为学听力评估也是个逐渐精确的过程。听力学评估除了每一重要时间节点的客观听力学检查(ABR、TB-ABR等)外,还需要辅助行为测听、家长日常的行为观察等。家长可在医生的指导下进行裸耳和助听后的行为观察。

此外,还应指导家长如何进行家庭言语康复,教家长掌握正确的观察婴幼儿对声音反应的方式,以及训练婴幼儿的应物能力,以便日后随访进行其他主观行为测试。通常家长在每次复诊时,都需要将上一阶段的观察日记和声音观察表交由听力师,由听力师来综合评估宝宝的听觉现状。宝宝的听力评估是随着其成长过程而逐步精确的,其结果需要定期复查和校核。

(3)耳模的制作。

因为超小月龄宝宝的耳道变化很快,所以首选一般都是耳模可更换的耳背式助听器。特别在1岁以前,耳模的更换频率是很高的。超小月龄宝宝的外耳道都较为狭小,这会给取样和耳模制作带来了很大的难度,要求验配师和耳模制作师有过硬的功底和处理经验。

合适的耳模才能帮助助听器发挥最佳效果:耳模若过小,容易产生啸叫或者滑脱;耳模若过大,会导致佩戴不舒适;耳模上的一些小细节(如声管)若处理不当,还会使助听器放大的声音失真和增益改变。验配师应指导家长及时发现耳模的合适与否,提醒更换耳模。

(4)听力医生和验配师的专业性。

我们强调医学专业验配,所以除了助听器和听力学专业相关问题,还会涉及宝宝的综合医学评估问题,如发育迟缓、脑瘫、巨细胞病毒感染及心智发育等。

专业的听力师应具备对听力检测报告、基因测试结果、家长问诊和宝宝的整体发育等综合分析的能力，对整个干预过程有一个恰当、整体、长远的把控。特别是对一些特殊疾病的掌控，如大前庭导水管综合征等听力可能出现波动性变化的疾病，帮助家长及时察觉听力变化，积极治疗，在合适的时机调整助听设备。

小儿行为测听要求临床听力师对孩子心理年龄、智力水平、情绪状态、交流方式等能迅速建立起一个综合印象，找到适合受试婴幼儿的检测方法并得到可靠的阈值。

为小月龄宝宝验配助听器时，对声信号的放大处理也和成人不同，婴幼儿是通过聆听声音来学习语言的，因此对助听器性能的要求通常要比成年人高，在为患儿进行助听器验配时应保证助听器的各项电声学特性能够满足儿童发育过程对频响和输出的要求，更多考虑的是对言语的可听度和综合效果的评估验证。因此，专业的验配师会采用更灵活的频率匹配以及验配范围。

（5）健全的随访机制。

对佩戴助听器的小于6个月的婴幼儿应定期进行听力学检测，其间隔以不超过3个月为好。听力师询问家长平时患儿对助听器的使用及适应情况，描述其对各种声音的反应，并记录。

助听器调试主要根据助听后观察的行为反应报告来调整修正，所以要尽早获取助听后的行为反应，并在精细调节初期，每2~3周反馈一次助听后的听性行为和言语反应。在助听器精细调节后1年内，每3个月对听觉言语发展情况进行一次评估，一年后每半年或一年评估一次即可。

有条件的患儿应进行主观行为测试，评估助听听阈，并根据结果决定是否需要再次调试，进一步指导家长进行观察及康复，并安排下次随访。验配师和家长要认识到婴幼儿助听器的验配调试及效果评估是一个逐步精确和完善的过程，对此要付出更多的耐心。

当小儿戴上助听器后出现较频繁的哭闹或拒绝佩戴时，不可强迫其使用，而应该查找原因（很可能为过度放大等原因所致），及时与验配师联系或复诊。此外，告诫家长一旦发现小儿的听性行为异常，如对声音的反应变迟钝等须立即检查助听器并尽可能及时就医复诊。

对小儿助听器的性能还应定期监测并长期坚持，保证助听器处于正常的工作状态，主要指助听器的电声学、真耳、助听功能的检验等。

研究表明，绝大多数双耳听力损失的小儿都可得益于个性化的助听器使用，应该将听力损失确认与助听器验配之间的时间延误降低到最低程度，原则上要求在诊断为永久性听力损失的一个月之内为婴幼儿验配助听器，当然越早越好。此时,助听器验配的目的是使配戴助听器的婴幼儿最大可能地获得言语声的刺激,而且其听到的言语声强度应当在安全舒适的可听范围之内。

18 扁桃体与口臭的"恩怨"

孙艺渊　耳鼻咽喉头颈外科

自诉口臭的患者常会自己张口检查口咽部,这时不少患者会发现自己扁桃体表面有黄白色、干酪样不规则团块状物,时常可以呕出,并伴有臭味。此时如果患者到耳鼻喉科就诊,就会得到"扁桃体结石"的诊断。

扁桃体结石较小时,很少引起咽部症状;扁桃体结石体积较大时,多数会有异物感,往往局限于咽部一侧,使用药物治疗效果不明显。扁桃体结石反复发作就可能引发口臭,闻着就像臭鸡蛋味;更严重的还会引发扁桃体炎症,出现持续的咽痛、倦怠感、发热等症状。

扁桃体结石从何而来?扁桃体表面分布着6~20个隐窝,深浅不一,称为扁桃体隐窝。其中最大且位置最高的隐窝叫"扁桃体上隐窝",当扁桃体发生炎症时,食物残渣、扁桃体脱落上皮、淋巴细胞、白细胞和各种细菌、病毒可堆积于此,随着病情发展,最终形成扁桃体结石。

较小的扁桃体结石通过反复漱口就能脱落,对于异物感明显、漱口无法解决的较大扁桃体结石,需到耳鼻喉科就诊,可使用专科器械或者局部灌洗来清除。由于个体的差异,有些患者的扁桃体结石易复发,必要时可以实施扁桃体切除术。

19 春暖花开,教你远离烦人的过敏性鼻炎

王珮华　许晨婕　耳鼻咽喉头颈外科

鼻子有哪些功能?

鼻子是面部重要的组成部分,人们一想到鼻子自然就会认为,它不就是用来呼吸、闻味道的吗?其实不然,鼻子的功能很多、很强大,不可小瞧。

鼻子位于面部正中,它的外形对面部形态起到举足轻重的影响作用。除了人

们熟知的呼吸和嗅觉功能以外，鼻腔还具有过滤、清洁、加温、加湿等功能，就像一台高性能的空气净化器，阻挡了大部分灰尘进入呼吸道。除此之外，鼻子还有共鸣、保护头颅、鼻周期反射及排除多余泪液等作用。

我们该如何保护自己的鼻子呢？

春暖花开，万物复苏，春天迈着轻快的脚步悄悄地来了。伴随着美好春天的来临，有一部分人却出现了鼻痒、打喷嚏、流清涕和鼻塞症状。

这是不是过敏性鼻炎？

过敏性鼻炎，也称其为变应性鼻炎。人体在接触过敏原后产生鼻痒、喷嚏、清涕、鼻塞等症状。有些患者同时还会表现为眼痒、眼结膜水肿，嗓子发干、发痒，引发过敏性咽喉炎，严重时还会诱发支气管哮喘。过敏性鼻炎分为两大类：季节性和常年性。季节性过敏性鼻炎最常见的过敏原是花粉，春秋季高发。常年性过敏性鼻炎的过敏原发病时间与季节无关，如尘螨、动物皮毛等，症状基本与季节性鼻炎相同，发病程度常常较季节性过敏性鼻炎轻。

如何防治过敏性鼻炎？

过敏性鼻炎的自我防护主要有三点：一避、二洗、三锻炼。

首先，过敏性鼻炎是在人体接触过敏原后产生的一系列症状。因此，预防过敏性鼻炎最好、最简单的办法就是远离过敏原。不接触就不诱发。建议季节性过敏性鼻炎患者在过敏季节尽量较少外出，出门时佩戴口罩。常年性过敏性鼻炎患者日常保持环境卫生，减少环境中尘螨的浓度。家中需要大扫除时，建议佩戴防尘防螨口罩。

其次，适当进行鼻腔冲洗也很重要。鼻腔冲洗的目的是将鼻黏膜上的过敏原冲洗掉，可以减轻过敏反应，控制过敏反应的发作程度，减少发作频率。

最后要强调的是，增强身体的抵抗力也是防治过敏性鼻炎比较有效的方法。建议患者改正不良的作息习惯，锻炼身体。规律的生活起居、良好的生活习惯，可以提高人体的免疫力，帮助减少过敏性疾病的发生。

当然，要提醒大家的是，自我防护只是防患于未然，一旦出现例如鼻痒、打喷嚏、流清涕、鼻塞等过敏性鼻炎的症状，建议大家至正规医院及时就诊，控制病情。

有一种痛苦，叫"我听见了你的声音，却听不懂你在说什么！"

任　燕　李海峰　耳鼻咽喉头颈外科

现年86岁的潘爷爷，最近有点烦心事：这几年家人与自己的关系越来越疏远，还时不时发生一些小摩擦，而且他总觉得家里人对他的态度很不好，老对着他大声吼叫。

时间一长，潘爷爷越来越不爱说话，经常一个人傻傻地看着窗外的天空发呆。心里的苦水无处倾吐：难道是年纪大了，遭人嫌弃？

但家里人却认为都是因为老爷子的耳朵背惹的祸，跟他说话经常牛头不对马嘴，每次对话都不欢而散。最后终于在家人的百般催促和施压下，潘爷爷来到医院听力与眩晕专科门诊就诊。

医生在经过详细的问诊后了解到：潘爷爷在年轻服兵役时有强声接触史，早在6年前他的左耳就开始有点耳背，当时基本不影响日常交流，但近两年家人发现跟他交流越来越困难，特别是在环嘈杂的地方。

医生在进行专科检查后，并没有发现耳部存在器质性病变，于是建议行听力学检查。检查后确实发现了问题的所在，纯音测听报告显示：双侧中度感音神经性聋，原来就是老年性聋在作祟。于是医生建议双侧尽早验配助听器。

潘爷爷在家人的陪同下，来到验配中心试戴助听器，但是发生了一件奇怪的事情：潘爷爷两侧的听力损失程度和听力曲线走形基本差不多，但是在验配师给他试戴的过程中却发生了截然不同的两种结果。

先打开左边助听器的时候，潘爷爷连连摇头说："声音变敞亮了，但不知道具体说了啥！"并开始不停地抱怨效果不怎么好；但当验配师关闭左边，打开右边助听器时，潘爷爷脸上立马露出会心的笑容，话锋马上一转，连声赞好。其实我们的验配师在验配前已经预感到会发生这种情况，那究竟是怎么一回事呢？

再来看看潘爷爷在验配前做的另一个听力测试，左耳的言语识别能力已经较右耳明显下降。所以潘爷爷在试戴左耳助听器时也就表现出明显的不满意。那问题又来了，为什么两侧的听力损失程度基本相同，识别能力会有如此大的差别呢？

医生认为还是跟耳聋发生后没有及时得到干预有密切的关系。我们知道发生耳聋与听力干预的间隔时间越长，听觉皮层就越长时间得不到有效的刺激，听觉中枢功能就会进一步退化，听觉分辨能力就越差，最后的结果是即使几年以后最终戴上了助听器，也只听得到声音却听不清楚对方说话的具体内容。这也是很多老年人虽然听力损失并不严重，但言语分辨能力却很差的主要原因。潘爷爷的左耳听力下降已有6年之久，而右耳听力是近两年才下降的。所以会呈现出两种不一样的效果。

在听了验配师的解释后，潘爷爷和家人才恍然大悟，连声感叹道："要是早点来看病就好了！"

医生提醒

随着年龄的不断增长，身体的各项机能开始逐渐老化，听力自然也不能幸免，我们建议50岁以上的人群每年进行一次健康体检，其中也包括纯音听阈测试，有家族史、噪声接触史的人群更应如此，老年性聋为渐进性双耳听力下降，听力图表现为双侧对称性、缓降型的感音神经性听力下降。

一旦患者自身或家属发现对声音敏感性不如之前，看电视、对话需要更大的音量，在嘈杂环境下言语辨别能力下降时，需提高警惕，及时就诊，遵医嘱进行干预。研究表明中老年人听力损失与其认知能力呈负相关，老年痴呆在听障人群中发病率较正常人高出约4倍，及早进行干预能有效延缓认知功能的减退。

在进行助听器验配前，一定要选择合适的评估、干预机构做好全面评估，除常规的纯音测听之外，还应进行言语测试、不适阈/舒适阈测试、认知功能评估，针对不同的疾病特点，进行个性化的干预及康复指导。同样的听力损失，不同的干预时间，对干预效果影响极大，干预越早，效果越好。希望各位关注自身及家人的听力健康，在全生命周期都能顺畅沟通。

㉑ 大脚趾咋"突出来"了

刘凤祥　骨科

什么是外翻

不少穿高跟鞋的女性会发现大脚趾突出来了，不仅疼痛，还影响美观，其实这是一种足部常见疾病，叫作外翻，俗称"大脚骨"。临床表现为趾过度向外偏斜，超过了生理性外翻角度（外翻角>15°），伴跖趾关节内侧隆起。该病女性多见，发病率男女比例约1:15。

外翻是如何"炼"成的

外翻的首要发病因素为先天遗传。研究表明，60%~90%的外翻患者可追溯到家族史,且多为母系遗传。后天发病因素包括穿鞋不当(高跟鞋、尖头鞋)、不恰当的负重、足部外伤,以及继发于扁平足或风湿、类风湿关节炎等疾病等。

外翻有啥症状

外翻的主要临床表现为趾外翻及跖趾关节内侧突出、疼痛及穿鞋障碍。长期的外翻畸形会因局部压迫和足部力学分布异常,继发第2、3趾畸形及功能障碍。外翻症状及继发改变主要包括以下几种。

(1)疼痛。

疼痛部位多位于趾跖骨头内侧突起处,由隆起部位压迫、摩擦继发的囊炎引起。因个人体质等原因,疼痛与畸形程度可能不成正比。

(2)第2、3趾畸形。

严重外翻会导致足趾骑跨,即趾骑跨至第2、3趾下方,将其顶起,造成第2、3趾锤状趾畸形、疼痛及功能障碍。

(3)胼胝。

外翻畸形导致足部载荷分布异常,趾受力减少,外侧足趾受力增加,常在第2、3趾下方形成痛性胼胝(茧子或"鸡眼"),这严重影响了生活。

(4)骨关节炎。

外翻畸形持续,引起跖趾关节骨性关节炎、关节疼痛。

如何对外翻说"再见"

外翻并不可怕,经过积极治疗是可以缓解或治愈的。治疗方式可分为非手术治疗和手术治疗两大类。

(1)非手术治疗。

轻度外翻可通过使用定制或预制矫形的支具、分趾器或囊垫,以缓解疼痛和畸形进展。理疗、足部肌力练习亦有助于延缓疾病进展。如果非手术治疗无效,建议手术治疗。

(2)手术治疗。

外翻畸形可以通过手术治疗治愈,但并非所有外翻患者均需要手术治疗。疼痛严重程度是决定手术与否的根本因素之一,有以下情况可以考虑手术治疗。

①行走或夜间静息疼痛。

②穿鞋困难。

③疼痛虽较轻,但畸形进行性加重。

④患者有美容要求。

手术方式包括外侧软组织松解、内侧关节囊紧缩、截骨及关节融合手术等。手术方式的选择由医生根据患者个体情况及术中情况制定,多采用组合式治疗方案,实施个体化治疗。

拒绝外翻"骚扰"

日常生活起居调整对于大部分外翻患者有缓解作用。可以穿宽松合脚的鞋子,避免长时间走路和运动,以缓解疼痛及畸形进展。尤其重要的是,对于有症状的外翻患者,应定期体格检查并拍摄X线片以评估畸形进展程度。

对于普通人来说,预防外翻的发生非常重要,我们需要做到以下几点。

(1)穿鞋宽松合脚,避免穿高跟鞋、尖头鞋。

(2)注意足部休息,避免长时间走路和运动。

(3)适度功能锻炼,增强足底肌肉肌力。

(4)适当控制体重,减轻足部关节负荷。

(5)合并扁平足的患者可穿戴矫形鞋垫,预防继发性外翻。

22 髋关节置换的那些事儿

毛远青　骨科

随着医疗技术的发展,手术方法不断进步,人工全髋关节置换术在改善关节功能、缓解疼痛、提升患者生活质量等方面都发挥了重要作用。英国著名网球运动员穆雷就是接受了人工髋关节置换术后,又重返赛场。

髋关节坏了后果很严重

髋关节是由髋臼和股骨头组成。从形状上看,髋臼形似一个碗,股骨头是一个球。我们可以把髋关节想象成一个碗从上面扣在球上。当人体在完成抬腿、跨越、下蹲等动作时,就相当于球在碗里转动。除了活动,髋关节还起着支撑上半身重量的重要作用。

关节会发生很多疾病,比如股骨头坏死、骨质增生、先天性髋关节发育不良、股骨颈骨折等。这些疾病会破坏髋关节"碗和球"的活动,引起大腿根部疼痛、走路困难,跨越、下蹲活动都会受影响。严重的时候,碗和球之间被粘在一起,使人疼痛难忍、无法活动,连坐马桶都困难。严重的髋关节病变最终会造成残疾,尤其是青壮年丧失劳动能力,不但自己痛苦沮丧,还给家庭带来巨大负担。

人工髋关节置换术是什么

人工髋关节是用人造的髋臼和股骨头替代原来的"碗和球"。人工髋关节置换术已成为公认的治疗严重髋关节疾病的最有效手段,是20世纪外科领域重要的技术创新，被称为"世纪性的手术"。

人工髋关节置换术可以消除疼痛，使关节重新活动起来。术后，患者可以行走、跳舞、游泳、骑车、开车和旅游等，更重要的是，还能重拾信心，找回尊严。

符合哪些条件才能手术

如果想获得一个无痛、有功能和稳定的髋关节，而且符合下述条件，可以考虑接受人工髋关节置换术。

（1）髋关节疾病发展到了比较严重的程度。

（2）疼痛或功能障碍，明显影响工作和生活。

（3）股骨头缺血性（无菌性）坏死。

（4）先天性髋关节发育不良（脱位）或由于儿童时期各种原因造成的髋关节发育畸形。

（5）髋关节退行性病变（骨关节炎、骨质增生）。

（6）创伤骨折，如股骨颈骨折、髋臼或股骨头粉碎性骨折。

（7）感染性疾病，如化脓性关节炎、髋关节结核等，需要控制感染，待病灶稳定后再进行置换。

（8）髋关节类风湿性关节炎、强直性脊柱炎患者累及髋关节。

（9）肿瘤，如髋关节骨肿瘤及周围的肿瘤侵犯髋关节。

术后正确康复很重要

做过人工髋关节置换术后，特别是术后早期，我们的日常生活和康复锻炼应该注意哪些事项呢？

（1）预防脱位：就是股骨头从髋臼里脱落出来（球从碗里掉出来）。如果把站立时髋关节屈曲的角度看作零度，那么当我们坐在普通高度的椅子上时，髋关节屈曲（大腿和上半身之间的角度）大约为90°，而坐在小板凳或松软的沙发上，髋关节屈曲就超过了90°，此时如果膝盖再向里收越过身体的中线，就容易造成脱位。在生活中要注意以下几点：

①不要做屈髋90°同时内收的动作。

②平躺或坐位时，两腿自然分开，两个膝盖中间可夹个枕头。

③从座位或马桶上站起时要双手撑住扶手，借助双手的辅助力量站起来。

④不要跷二郎腿、下蹲等。

⑤不要坐小板凳或松软的沙发。

⑥不要弯腰捡东西。

（2）锻炼肌肉：术后回到病房即开始活动脚踝、反复绷紧大腿，既可以增强肌肉，又能够预防血栓。术后1~2天下地，开始锻炼行走、抬腿等动作，原则上只要不进行容易引起脱位的动作，其他动作都可以做。

（3）穿鞋袜：术后2~3周开始练习穿鞋袜。先练习屈髋外展。坐在椅子上，一手抓住膝盖向上向外抬起，超过90°没有不适，另一只手可触摸到小腿肚，逐渐练习直至可以触摸到脚跟，此时即可穿鞋。此练习过程应持续1~2周。然后，进一步锻炼手可以触摸到脚趾，此时即可穿袜子。此练习过程在1~2周。需要注意的是，不要弯腰穿鞋袜。穿袜子时，要把身体坐直，抬起大腿，膝盖离开身体向外展，不要内收。

（4）坐马桶：术后可坐增高马桶，2~3周后开始坐普通马桶。坐下时旁边要有辅助的扶手。坐马桶时，身体要直，不要向前倾。从马桶上站起时要用双手撑住扶手，借助双手的辅助力量站起。

（5）捡东西：术后早期最好不要弯腰去捡掉在地上的东西。术后3个月以后，应手扶家具，直腰下蹲捡起。

（6）上下楼：术后1~2个月开始练习上下楼，要手扶栏杆或扶双拐，先跨非手术腿，再跨手术侧腿。开始每次只跨一个楼梯，当动作熟练、肌肉力量增强后，3个月左右可以用双腿连续交叉上下楼梯。

（7）上下车：选择座位比较高的商务车或SUV车。上下车时先用双手撑住座位，再移动身体。注意保持身体和腿整体移动，不要扭转身体。系好安全带，把靠背向后摇，保持髋关节屈曲角度在90°以上。另外，开车要注意：①如果是左侧关节置换，术后1个月左右即可开车，保持髋关节屈曲角度在90°以上；②如果是右侧关节置换，术后2~3个月方可开车，要把座椅前移，让腘窝有座椅的支撑。

23 要给关节"打一针"吗

李慧武 骨科

随着年龄的增长，不少人会觉得自己关节不如以前"灵便"了，还这儿痛那儿痛的。

这时，也许会有"过来人"告诉您，"去给关节'打一针'就好了"。给关节"打一针"是什么意思？打的是什么针？真的打一针就好了吗？

骨关节炎是中老年人的常见病，给关节"打一针"实际就是对骨关节炎行关节腔内注射的治疗方式。

目前对于骨关节炎的治疗，我们强调阶梯治疗方式，即在疾病的不同阶段，采用不同的治疗方法,包括基础治疗、药物治疗、修复性治疗、重建性治疗。其中,基础治疗和药物治疗属于保守治疗。

关节疼痛初起的时候,保守治疗即可达到控制症状的效果。对于大部分骨关节炎人群来说,保守治疗首推基础治疗中的康复训练,如做一些肌力训练(如股四头肌的训练),以增加肌力,加强关节稳定性。此外,还应指导患者改变生活、行为方式,如少做下蹲的动作、少爬楼梯,关爱保护膝关节。

当康复训练不足以缓解症状时,就可以升级到药物治疗。药物治疗先以局部外用药物(如表面镇痛药、中药贴膏等)和口服药物(如氨基葡萄糖、非甾体抗炎药等)为主。当口服药物也不足以控制症状时,医生就会选择另一个药物保守治疗的方法——关节腔内注射。

注射用药早知道

关节腔内注射的是什么药物呢? 主要有两种,一是玻璃酸钠,二是糖皮质激素类药物。

(1)玻璃酸钠能起到润滑关节、营养软骨的作用。

我们机体各组织器官需要的养分大多由血液来供应,而关节软骨中并无血管,软骨所需要的营养环境,是通过挤压的作用,把关节液一点点"挤进去"所形成的,玻璃酸钠正是关节液的重要组成部分。当关节液分泌不足,或是有炎性成分,起不到营养软骨作用的时候,就可以人为地给它补充一点,也就是往关节腔内注射玻璃酸钠。

(2)糖皮质激素类药物可以起到消除炎症、改善症状、帮助患者快速康复的作用。

很多人听到激素就谈虎色变,其实是有认识误区的。首先,关节腔内注射的糖皮质激素作用在局部,而且用量较小,不会产生长期口服糖皮质激素所导致的全身不良反应。另外,不少百姓以为打了糖皮质激素就会导致骨坏死,这种顾虑也是多余的,关节腔内注射的剂量小、疗程短,不会造成骨坏死。

当然,这并不是说糖皮质激素类药物就真的没有任何不良反应。糖皮质激素是把双刃剑,短期或低频率地注射,对于骨关节炎的康复是有帮助的;但过多地注射,就会导致软骨的破坏,反而加重病情。所以对糖皮质激素类药物应用量和频次的控制很重要。一般一年之内,糖皮质激素类药物的关节腔内注射控制在2~3次是可以的,否则可能加重软骨的变性和退变。

一般情况下,5次注射为一个疗程。在一个疗程的第一次注射中,有时会少量加点外用糖皮质激素(如倍他米松、曲安奈德等),以快速控制炎症;在后续的治疗中,再使用以玻璃酸钠为主的药物,起到营养软骨、润滑关节的作用。在整个关节腔内注射的过程中，玻璃酸钠和糖皮质激素类药物起到相辅相成的作用。

人人都能进行注射治疗吗？

对于早期骨关节炎和滑膜病变较严重的关节炎患者，都可以进行这种注射治疗。但是对于软骨磨损已经较严重的患者，如骨关节炎中期、中晚期，甚至是晚期者，我们是不太考虑关节腔内注射治疗的。

因为关节腔内注射的主要作用目标是软骨，而这类患者的软骨基本已磨损殆尽，就像"子弹"失去了"靶心"，没有作用目标，也就起不到治疗作用了。

另外，关节本身有感染性疾病的患者，也不能接受注射治疗。

虽然关节腔内注射的不良反应很少，但它毕竟是一种使用药物的有创操作，其常见不良反应有以下几种：

（1）少数（不到1%）患者在注射后会出现假性感染，即在注射后关节发生红、肿、热、痛的症状，就像感染了一样，这可能是机体对药物的一种反应。出现这种情况的患者不适合继续注射治疗。发生假性感染者也不需担心，只要停止注射治疗，就可以自行恢复。

（2）注射毕竟是一个有创的操作，除了假性感染，有的患者也可能真的会出现注射后感染。所以治疗过程中应严格保证无菌操作。

（3）极个别患者会出现过敏现象，遇到这种情况也需立刻停止治疗。

注射治疗可以治愈关节炎吗？

首先我们要了解的是，骨关节炎本身是一种退行性改变，是老化性疾病。人会变老，头发会变白，脸上会长皱纹，关节也会老化，是一个自然进程。软骨磨损后是不可再生的，目前没有药物能让磨损的软骨长回来，注射治疗同样没这个能力。关节腔内注射治疗只是起到保护和营养现有软骨的作用，并不能逆转和治愈骨关节炎。

所以，对于骨关节炎，我们强调早期治疗，只要软骨还在，各种保守治疗方式都可以有效缓解关节疼痛、延缓关节衰老。

生活注意事项

不少患者会问，关节腔内注射后有什么注意事项吗？对于注射药物这个治疗方法本身来说，并没有什么需要特别注意的，患者在门诊注射完药物后当场就可以活动、回家。

但这并不是说患者什么都不用注意，患者应该把关注点放在骨关节炎这个疾病本身，日常生活中要爱护关节，避免伤害关节的动作和运动方式。现在的人们对运动锻炼非常重视，而锻炼不慎往往容易伤膝。

下面介绍一些生活中锻炼的注意事项。

（1）不建议做的动作。

如前面提到的深蹲，打太极拳时扎马步的动作，都不建议做；频繁地上、下楼梯也要尽量避免。对于膝骨关节炎患者来说，跑步运动是绝对不允许的，跑动过程当中的腾空、落地动作对膝关节的损伤非常大，会加重膝骨关节炎的严重程度。

如果髌骨关节有问题，即表现为膝盖前面疼痛，这时骑自行车的动作也是不建议做的；如果不是髌骨的问题，具体表现为膝关节内侧和外侧疼痛的话，骑自行车还是可以的。

（2）需谨慎地运动。

对于骨关节炎患者来说，走路是可以的，但不建议在一些健身器械如走步机、跑步机等上面锻炼。因为这些健身器械的频次和速度是预先设定好的，不会根据您的疲劳程度自行调整，当您锻炼得疲劳的时候，它仍然是这个速率，然后您就不得不强迫自己跟上这个速率，久而久之，膝关节反而容易受损，出现疼痛。

而我们真正走路的时候，是会下意识地根据自己关节的疲劳程度调整步幅和步速的。所以我们建议中老年人要走路锻炼的话，可以在小区里或是去公园里走走，而不要使用走步机、跑步机。

（3）建议的运动。

关节疼痛往往是由于软骨磨损、关节不稳，导致关节周围韧带牵拉、骨质增生等一系列问题，最终引起了疼痛。增加肌肉强度可以稳定关节，这是一种可以缓解关节老年化退变，解决、缓解关节疼痛症状的有效手段。

对于骨关节炎患者来说，最好的训练方式是非负重的肌肉收缩、伸缩训练，比如，坐在床边做上下抬腿的动作，即膝关节的伸直、弯曲动作。如果身体条件允许，也可以在小腿或脚上固定一些重物，进行负重下的关节伸直、弯曲运动。

水中行走也是一种非常好的锻炼方式，水的浮力可以减少关节的负担，同时水的阻力又可以让关节周围肌肉比平时做更多的功，这对膝骨关节炎的康复是有一定帮助的。

24 中老年朋友膝骨关节炎知多少

于德刚 骨科

很多中老年朋友经常会出现膝关节（俗称"膝盖"）疼痛、肿胀、僵硬，上下楼梯甚至平地走路困难，这个原因有很多，比如骨关节炎、类风湿性关节炎、痛风、关节滑膜病变等，其中以膝骨关节炎最为常见。

膝关节的构造是怎样的

很多膝关节疼痛的朋友到医院寻诊时，医生多会让其做一个膝关节的X线检查，即一张正位X线片、一张侧位X线片。

每个人的膝关节都是由3块骨头加上一些软骨、韧带等软组织组成的。这3块骨头分别是股骨（大腿骨）、胫骨（小腿骨）和髌骨（膝盖骨）。每块骨头的表面有一层软骨，软骨富有弹性而又光滑，并且没有神经支配，有利于骨头之间无痛而又圆滑的摩擦活动；另外，在股骨和胫骨中间有两个垫片，叫作半月板，有调节冲击力的作用，并让骨表面之间更贴合。在日常生活中，健康的软骨和半月板保证我们的膝关节能够顺畅地完成各种活动。

什么是膝骨关节炎

骨关节炎是最常见的关节疾病，并非关节"感染发炎"，其实就是我们大家平时说的关节老化、长骨刺、关节磨损、退行性关节病。由于各种原因，比如衰老、关节损伤、炎症、肥胖、遗传等，导致关节出现软骨损伤、退变、剥脱，关节间隙狭窄，滑膜增生，边缘骨赘形成等变化。

全身任何关节都可能发生骨关节炎，由于膝关节使用频繁、活动多、承受体重大等因素，发生骨关节炎更为常见。发生膝骨关节炎的朋友通常表现为关节疼痛、僵硬、肿胀，活动后疼痛加重，休息后有缓解，遇到寒冷、潮湿环境疼痛会加重。有些人平时走路还可以，但是上下台阶、起坐马桶或椅凳困难；有些人平时疼痛症状轻微，但在一个轻微的扭伤后就会出现显著的关节疼痛肿胀，长时间不能缓解。

66岁的王阿姨，平时身体没啥毛病，就是左侧膝盖痛了5年多，时好时坏，一开始出现关节疼痛后休息几天就好了，平时也没当回事。后来上下楼梯疼痛明显，在平地上也走不远了，还变成了"罗圈腿"，最近半年关节疼痛更明显，有时晚上睡觉也疼，连家门都不敢出，对她的生活影响很大。1个月前到医院检查时，拍X线片看到膝关节已经明显退变，缝隙变窄，磨损严重，骨质增生。

得了膝骨关节炎对身体有什么影响

对于中老年朋友来说，膝骨关节炎是一个慢性、逐步进展性的疾病，和糖尿病、高血压类似，难以除根，需要平时加以控制。而从另一方面讲，膝骨关节炎不会像恶性肿瘤一样，危及生命。但是，得了膝骨关节炎，需要朋友们改变一些日常的生活与活动方式，否则，它会逐步发展到疼痛严重、关节变形，给身体和心理带来越来越大的伤害。

我们都知道"生命在于运动"，一旦膝骨关节炎变得严重，

（1）它将限制日常活动，直接影响睡眠、休息、买菜、做饭、散步、旅游等，老年朋友们难以享受退休生活。

（2）持续的疼痛与活动受限，会带来消极负面情绪、心理压抑，甚至抑郁。

（3）由于活动受到限制，肌肉力量减弱，身体平衡与反应能力下降，加重并存的骨质疏松、高血压、糖尿病、肥胖以及心血管等问题，影响身体长期寿命。

得了膝骨关节炎应该怎么治疗呢

一般而言，医生会根据膝关节退变的不同程度，建议不同的治疗方案。这通常还要结合年龄、症状、个人要求等方面综合考虑。

首先是保守治疗，适用于那些年龄较轻、关节疼痛不明显或容易控制、关节软骨退变轻以及对生活质量要求不高的病友。希望通过保守治疗，能够改善症状，维持或延缓关节退变。相关手段包括以下几点：

（1）改变生活、运动方式，来保护关节。

（2）对于关节退变轻者，可选择性尝试口服氨基葡萄糖类营养品，尝试往关节腔注射玻璃酸钠。

（3）在症状急性期，减少活动量，口服或外用一些对乙酰氨基酚或非甾体抗炎药物，也可尝试关节腔"封闭"（注射糖皮质激素）来缓解症状。如果膝骨关节炎逐步发展，通过保守措施不能够有效缓解的话，就要考虑手术治疗了。

膝骨关节炎患者应该如何保护膝关节呢

改变活动方式，适当使用手杖；理疗、注意保暖；选择合适的鞋子；控制体重，超重会增加关节负担。

不推荐以下锻炼方式：

（1）爬山、爬楼等类似运动，会对膝关节产生较大的压力，会加速关节磨损。

（2）半蹲、深蹲、蹲起锻炼等，这些姿势均会增加膝关节的压力，尤其对髌骨关节不利。

（3）长时间的站立、长距离行走与长跑。

（4）一些急停、急跳动作较多的运动，如打篮球、羽毛球等。

（5）久坐、卧床等，膝关节长期不活动可引起肌肉萎缩、关节僵硬，疼痛反而会越来越严重，膝关节功能也会逐步下降。

鼓励患者在医生指导下，选择适当的运动方式。通常包括以下几种：

（1）膝关节活动范围锻炼：屈伸活动膝关节，尽量到最大角度，保持关节活动度。

（2）肌肉力量锻炼：锻炼膝关节周围肌肉群，尤其是股四头肌的力量，可使关节更加稳定，比如平卧位进行勾脚直抬腿。

（3）耐力锻炼：游泳和骑自行车是最常用的运动方式。

膝骨关节炎到什么程度需要手术治疗

手术的目的是提高活动水平、改善生活质量，日常生活不受影响，实现旅游、舞蹈和一些体育活动的能力。如果得了膝骨关节炎，一走路就疼痛，或者走不了多久就疼痛，对生活质量影响明显，同时结合医学影像学检查证实膝关节退变确实比较严重，就要考虑膝关节的手术治疗。

膝骨关节炎需要进行什么样的手术

膝骨关节炎的手术治疗有多种方式。通常，医生会考虑年龄、症状、病变程度等方面的因素，为患者选择个体化的治疗方式。有时采用膝关节镜手术处理关节腔内绞锁的半月板、游离体或滑膜组织；对于年轻患者，采用截骨矫形的方式来矫正弯曲的关节，调整关节的承重方式；对于部分磨损的关节，可采用局部修补的方式（单髁置换）来处理；有时需要采用关节表面置换的方式来替换磨损严重的软骨面，为膝关节提供新的摩擦面。

㉕ 番茄红素是"男性之友"吗

姚海军　泌尿外科

近年来，随着网络信息传播和购物途径的发达，保健食品也越来越多。番茄红素，这个以"强抗氧化"而出名的天然色素，近日被广泛用于男性保健。实际情况真是这样吗？

什么是番茄红素

番茄红素（lycopene）又称茄红素，是植物中的一种类胡萝卜素，也是成熟番茄的主要色素，由于最早从番茄中分离制得，故称番茄红素。番茄红素广泛存在于红色水果中, 如番茄、西瓜、葡萄柚等(但樱桃和草莓除外), 被认为是"强抗氧化剂"之一。但也有研究认为, 对于人体而言, 番茄红素能够起抗氧化作用的证据并不充分。

番茄红素真能保护男性前列腺吗

有学者在2002-2005年对美国波士顿地区1 466例30~79岁男性进行社区健康调查分析发现, 摄入更多番茄红素、β-胡萝卜素、总类胡萝卜素或维生素A的男性患者, 其下尿路症状发生率降低40%~50%, 其中摄入番茄红素结果最明显。另一项临床试验, 较好地补充阐明了番茄红素与降低前列腺特异抗原水平、抑制前列腺增生之间具有因果关系。

所以, 番茄红素可改善前列腺增生患者的下尿路症状, 同时也可降低良性前列腺增生和前列腺癌患者的前列腺特异性抗原水平, 延缓疾病进展。但对良性前列腺增生和前列腺癌的预防作用尚存在争议。美国食品和药品监督管理局(FDA)认为, 目前还没有研究证实番茄红素可以预防和降低前列腺癌风险。

番茄红素能提高精子活力吗

由于精子很容易受到自由基的损害, 抗氧化剂对精子的保护作用一直是研究的热点。2019年10月, 英国谢菲尔德大学团队曾进行了一项小规模的研究: 一组服用安慰剂, 另一组每天服用乳番茄红素补充剂(一种乳制的番茄红素, 可增强肠道吸收, 每份含有14毫克的乳番茄红素), 相当于每天吃2千克的熟西红柿或服用2勺浓缩西红柿酱。结果显示, 食用番茄红素组精液中精子浓度虽然没有变化, 但是前向快速运动的精子(A级)以及正常形态精子的比例都有了显著性的改善。A级精子的比例从10.6%增加到14.76%, 提高了近40%; 而正常形态精子的百分比也从7.5%增加到13.5%, 增加了近80%。可见, 乳番茄红素可提高精子活力, 改善精子的质量。

目前的推测认为, 番茄红素可能通过其抗氧化的特性对精子起到保护作用, 为精子提供舒适的活动环境, 增强精子活性, 从而提高男性生育能力。但番茄红素对精子产生作用的潜在机制目前还不清楚。

番茄红素可以改善阳痿、早泄吗

研究显示, 番茄红素与提高性能力之间并没有直接的关系, 番茄红素更多的价值在于通过抑制和清除自由基以达到抗氧化功效。

现今众多商家夸大番茄红素的"神奇功效"——"抗癌""治疗前列腺疾病""提高男性性功能和生育能力""呵护女性乳房和子宫"等。到目前为止, 番茄红素类制品的"抗癌""治疗前列腺增生或前列腺癌"等功能并未通过美国食品和药品监督管理局认证; 甚至, 确定番茄红素是否具有保健效果都还为时过早。

番茄应该怎么吃

人体自身无法制造番茄红素，只能从膳食中摄取。但番茄红素是一种脂溶性物质，直接生吃番茄，或者仅仅饮用番茄汁，可能达不到吸收番茄红素的目的。日常补充番茄红素可以通过以下两种方法：

（1）加入油脂进行烹煮。这种方法可让消化系统吸收更多番茄红素，因此建议吃炒熟的西红柿。此外，番茄沙司、番茄泥或番茄酱中的番茄红素比新鲜番茄更易被人体吸收，这是由于番茄加工品不仅使番茄红素浓度增加，而且其中存在的少量脂质可使番茄红素吸收率增加。

（2）服用番茄红素补充剂。

 ## "六月不减肥，七月徒伤悲"？科学瘦身才能拥有健康人生

王 兵 普外科

"我这种胖子，不管有没有名字，还是叫胖子。"每到夏日来临，短袖短裙，让"赘肉"无所遁形的时候，不少人会想起多年前的一部电影——《瘦身男女》。主演刘德华和郑秀文一反俊男靓女的荧幕形象，以臃肿的体态出镜，演绎出一段"因胖生情"的励志故事。剧中，他们沉迷于减肥的各种方法，让人捧腹之余，却又不由令人警醒。

肥胖易伤"心"：导致全身超负荷

《中国居民营养与慢性病状况报告（2020年）》显示，我国超过50%的成年人超重或肥胖，与2015年的数据相比，我国成年居民的超重率增长20%~40%，青少年儿童增长约10%。更严峻的是，未来20年，这一数字或许还将增长一倍。

中国人的肥胖大多属于腹型肥胖，又称"苹果形肥胖"。这类病态肥胖可能引发很多慢性病，尤其容易加重心血管负担。数据显示，肥胖患者发生心绞痛和猝死的风险是普通人群的4倍。

那么，肥胖究竟是如何损害心血管健康的？

（1）肥胖易导致心血管动脉硬化。肥胖人群普遍喜欢吃油腻的食物，如果不加以控制，会使过量油脂堆积在血管壁上，进而诱发心血管动脉硬化。此外，肥胖人群血液中的胆固醇普遍偏高，这也是引发心血管动脉硬化的诱因之一。

（2）肥胖易导致血压升高。肥胖人群的皮下脂肪比较厚，会极大扩充毛细血管，增加血液循环量，使血容量增高，提高心脏的输出量。心脏长期负担过重，就

会引发血压升高。而且，肥胖人群普遍存在饮食陋习，长期摄入较高的热量，会使血液中胰岛素的水平升高，进而刺激交感神经功能，收缩血管，加大血管阻力，久而久之便使血压升高。

（3）肥胖还易增加心脏负荷。肥胖人群的心脏比正常人的肥大，并且血液中的糖分和脂肪较高，易伤害血管壁，这些都会让心脏难以负荷，并出现心功能衰竭的可能。

肥胖会大幅增加患高血压、高血脂、糖尿病等疾病的风险，当这些并发症"全力合作"，又会进一步影响心脏，出现心绞痛、心肌梗死和心律失常等疾病，甚至引发猝死。

"胖人"爱打呼: 小心"睡梦杀手"

入睡后，肥胖者总是鼾声如雷，断断续续却此起彼伏。家人常常以为他们睡得正香，但他们很可能是睡眠呼吸暂停综合征（OSA）患者。值得注意的是，随着我国肥胖人群的比例不断增高，此类患者的人数也持续增加。

在我国，约有4.5亿人患有鼾症，其中OSA患者约有5200万人，男性发病率明显高于女性。数据显示，50%~70%的OSA患者为肥胖人群。每当体重指数（BMI）增加1，罹患OSA的风险将增加4%。

通常情况下，一个人在7小时的睡眠中，发生呼吸暂停（暂停维持10秒以上）和低通气30次以上，或每小时睡眠中，发生呼吸暂停和低通气5次以上，都属于OSA。经常打鼾的人，睡眠质量其实很糟糕，常常觉得没有"睡饱"。打鼾的原理其实是睡觉时舌根后坠，咽后壁塌陷后堵塞了上气道，吸气的时候空气通过狭窄的上气道引起振动，就会发出呼噜声。

偶尔打鼾或与睡姿不适、睡前喝酒有关，通过改变生活习惯和睡眠的姿势即可改善。但是，若长期存在打鼾现象，就应及时加以干预。否则，长此以往，可能使人体长期缺氧，最终导致全身多系统功能损害，引发高血压、冠心病、心力衰竭、呼吸衰竭等，严重时甚至会导致睡眠中猝死。因此，OSA也被人们称为"睡梦杀手"。

以下5项中若存在2个或2个以上的，预示罹患睡眠呼吸暂停综合征的风险较高，需要尽快到医院进行睡眠监测：

①打鼾。

②白天总感觉疲惫。

③存在睡眠时呼吸暂停症状。

④存在血压升高现象。

⑤脖子周长超过41厘米（女性）或43厘米（男性）。

日常生活中，通过减重、侧睡、戒烟戒酒、避免服用安眠药或镇静剂等，可以有效缓解OSA。另外，经常练习深呼吸，并在睡前清理鼻腔，可帮助鼻道保持畅通，缓解打鼾。对于存在肥胖症、糖尿病、高血压、高血脂等疾病者，应积极治疗以免加重打鼾及其他相关慢性疾病；存在严重的口腔颅颌面畸形、扁桃体肥大和重度肥胖者，也应积极手术治疗。必要时，可以在医生指导下使用家用无创呼吸机，通过改变呼吸的方式解决打鼾问题。

减重有"意识"：明确肥胖"指标"

从"1"到"5"，你的"肥胖值"是多少？目前，我国根据体重指数［BMI等于体重（kg）除以身高（m）的平方］将成年人的肥胖值分为五类：BMI为18.5～22.9，表示健康；BMI为23～24.9，则为超重；BMI为25～29.9，表示1度肥胖；BMI为30～34.9，表示2度肥胖；BMI>35，则是3度肥胖。

BMI并不适用于运动员、从事重体力活动、水肿等类型的人群。这是因为同等重量下，脂肪体积约是肌肉的1.4倍，因此，体重、身高、BMI均相同的两人，却可能胖瘦有别。

如何从科学角度来衡量胖瘦？除BMI之外，还有4种判断办法：

（1）理想体重。即"标准体重"，理想体重（千克）=身高（厘米）-105。

（2）腰围。腰部周径的长度，是目前公认衡量脂肪在腹部蓄积（即中心性肥胖）程度的最简单、实用的指标。腰围既能反映脂肪总量，又能反映脂肪分布，是评估患慢性病风险的良好指数。成年男性腰围应少于85厘米，女性少于80厘米。测量腰围时应保持站立，双脚分开30厘米，这样体重会均匀分布。测量部位要平脐，用软尺紧贴皮肤，但不能压迫。

（3）腰臀比例。即腰围与臀围之比，男性要少于0.9，女性要少于0.8。

（4）皮下脂肪厚度。腹壁皮下脂肪厚度，男性应少于15毫米，女性不应超过20毫米。不过，这需要专业的皮脂厚度计来测量。

认识肥胖风险、提高减重意识、了解肥胖值不应止步于成年人。《中国儿童肥胖报告》预测，如不采取有效措施，至2030年，我国0～6岁儿童肥胖检出率将达到6%，7～18岁学龄儿童超重及肥胖检出率将达到28%。

目前，《中国儿童和青少年肥胖症外科治疗指南（2019版）》将我国儿童青少年重度肥胖定义为：BMI>32.5且伴有严重代谢相关疾病；或BMI>37.5且对日常生活学习造成一些不便影响。

家长通过以上BMI指数可以初步判断孩子是否存在超重和肥胖情况，及时前往医院评估其他肥胖并发症，由专业的减重团队医师制定有效的策略，防止肥胖发展。

　　儿童肥胖干预的原则，是行为管理加上辅助治疗以及肥胖并发症的处理。纠正不良饮食习惯、增加户外运动、避免久坐不动、保证充足睡眠等方式，可以有效预防儿童肥胖的发生。另外，通过药物治疗可以帮助肥胖儿童降低体重，但是需要在医师指导下严格使用。对于重度肥胖症的儿童，建议选择成熟的减重外科医生团队全程管理，并且需要有青少年医疗和心理社会管理经验。

　　不难发现，肥胖率的上升很大原因是健康生活方式的缺失。为了健康，全人群都应该主动了解膳食营养知识，坚持减盐、减油、减糖，多吃豆类、奶类、蔬菜、水果等健康饮食，养成良好的饮食习惯。同时，通过运动健身来保持身材，养成和坚持体育锻炼的好习惯。对于病理性重度肥胖的人群，手术治疗也是可以选择的科学途径。

"微创"有指征：切莫盲目手术

　　肥胖让人身心超载、无所适从，究竟该道听途说尝试偏方，还是应积极寻求治疗？又该如何科学治疗？对于中重度肥胖及一些存在代谢性疾病的轻度肥胖者而言，在饮食管理、运动减重、药物治疗之外，微创减重代谢手术已成为有效的途径之一。

　　目前指南推荐的经典减重代谢手术有腹腔镜胃袖状切除术和腹腔镜胃转流术，通过减小胃的容积从而改变吸收，影响胃肠激素分泌、改变"脑-肠轴"的支配以及改变肠道菌群等机制，达到长期有效减轻体重和缓解代谢方面疾病的功效。循证医学证据表明，对于病态肥胖，减重手术是目前唯一能持续减重且不易反弹的治疗手段。

　　随着肥胖人群的不断增加，十年间，微创减重手术在我国已日益普及。以腹腔镜胃袖状切除术为例，通过不断革新，单孔"缩胃手术"如今已成为常规减重手术。这种"隐形"手术是在患者腹部或肚脐上开一个手术孔，术后进行隐形缝合，愈合后几乎没有手术痕迹，意味着更小创伤、更快康复和更少术后并发症。

　　对于许多人而言，微创减重手术似乎不需费吹灰之力，也因此使许多纤瘦的求美者趋之若鹜，追求更极致的瘦。对此，减重手术的最大受益在于其减重效果和对肥胖合并代谢疾病的疗效，因患者的特殊原因，手术治疗过程及围手术期处理往往涉及多个不同的临床学科参与。对于不符合手术指征的求美者，该院减重外科团队门诊经常上演着一幕幕"劝退"的场景。

　　肥胖人群的手术治疗，是一个团队在工作。微创减重手术的术前会诊必须由外科医师、麻醉医师、营养师、专科护士组成的治疗小组，还需要重症监护、心内科、呼吸内科、内分泌科、口腔科、耳鼻咽喉科、神经内科、精神科等配合，针对不同病例的特点进行相关多学科诊疗。

肥胖需要系统治疗,患者需对微创手术有心理准备,对手术安全性有所了解,以及对手术术后治疗重要性的认识。术后的第一年里,至少要进行3次门诊随访,以及更多电话或其他方式的随访。同时,应配合正确的饮食指导,包括:

(1)避免过度饮食。

(2)每日仅进食三餐。

(3)缓慢进食,每餐30~50分钟。

(4)细嚼慢咽,吞咽的食物要接近液体水平。

(5)进食富含蛋白质的食物,避免高热量的食物。

(6)饮用足量的液体,严禁碳酸饮料。

根据手术方式的不同,有些患者还应每日补充必需的维生素,依照指导补充矿物质。

任何手术都有相应的适应证与禁忌证,肥胖人群务必在专业的减重外科团队指导下,选择适合的手术方式,才能达到事半功倍的效果。此外,还应配合健康的生活方式,真正获得更加轻盈的体态和身心。

27 甲状腺结节消融术的利弊

朱晨芳　普外科

甲状腺结节消融术是一种目前开展的新技术,它主要通过一种特殊的针在B超引导下,精准地插入结节里,通过发射微波,使分子震荡产热,将肿瘤细胞杀死,并能有效阻断甲状腺结节的血供,使甲状腺结节坏死后逐渐萎缩变小,从而达到较好的治疗效果。

其实热消融术的发展已经有近30年,在各类肿瘤中都有应用,比如在肺结节和肝癌中也普遍开展。但在甲状腺方面,消融术的起步比较晚,这和甲状腺附近存在食管、气管、血管和神经有关,操作需要一定技巧。目前甲状腺结节消融术的适应证还是主要在良性甲状腺肿瘤方面。如果甲状腺良性肿瘤患者不想做全麻手术,而甲状腺结节直径大于2cm,有压迫感,或者影响美观,那么可以通过这种方法缩小甲状腺良性结节,良性结节缩小到一定程度后就不需要手术了,消融术一般不需要全麻,术后也没有瘢痕,还可以最大限度地保留甲状腺功能,因此在甲状腺良性肿瘤治疗中性价比较高。

但是在甲状腺癌中是否可以使用热消融技术,目前的争议还是非常大的。甲状腺癌消融指征掌握不好，治疗规范被打破，就会造成混乱局面，导致治疗失败，后期出现患者复发转移。目前标准的甲状腺癌治疗还是以手术治疗为主。采用热消融术一般是年龄比较大，没办法全麻手术，复发转移后无法再手术切除，或者各种原因不能接受常规手术的患者。目前有些医生也开展了甲状腺微小癌热消融术，但是其实通过消融治疗微小甲状腺癌需要掌握更严格的指征，甚至有些弊端必须让患者知晓：①甲状腺癌手术的标准最小切除范围是单侧腺叶切除加上中央区淋巴结清扫，而甲状腺癌消融术无法达单侧切除的最小范围，甚至很难达到肿瘤周围2cm以上安全边缘，这样容易产生肿瘤周边甲状腺癌细胞的残留。②甲状腺微小癌患者术前即使超声显示无淋巴结转移，但其实40%的患者已经存在中央区淋巴结转移，这类患者消融时无法进行常规中央区淋巴结清扫，这也是日后复发转移的因素之一。

甲状腺消融术也可能导致食管、气道血管和神经损伤，并不是完全没有风险。最后消融术后会导致甲状腺周围形成严重粘连，导致复发转移时再次手术困难，发生手术并发症的概率显著增高。

另外，消融完毕后甲状腺结节形态会产生改变，有时候很难鉴别是肿瘤复发还是消融术后表现，这也是甲状腺癌进行消融的一个弊端。

总之，对待甲状腺结节消融要理性，不要一味扩大适应证说好，反而忽视了这项技术在甲状腺癌中使用的不足之处。

28 远离肝癌 早查早治

罗　蒙　普外科

2021年2月，肝癌屡次登榜微博热搜，成为大众关注的高频词。月初，据媒体报道，年仅43岁的音乐人赵英俊因罹患肝癌离世，令人惋惜不已；月末，演员吴孟达也因肝癌与世长辞。

为何肝癌来势汹汹？日常生活中，大众如何做到提前预防？

肝癌，肝硬化的"终点站"

肝脏是人体非常重要的脏器，临床在做肝脏切除手术时，需要对肝脏做全面评估，以确保手术后的残留肝脏能足以保证患者的功能需求。

他进一步解释，肝脏有两套血管系统，一套是肝动脉、肝静脉，负责肝脏的大部分氧供应；另一套是门脉系统，负责处理所有消化系统吸收来的营养物质，以供给人体生活所需的营养物质。

肝脏是一个消化器官，在整个消化系统中占有非常重要的地位。围绕肝脏会产生诸多疾病，包括良性疾病（如肝脏囊肿、肝脏血管瘤、肝脓肿及肝硬化等），恶性疾病（如肝细胞肝癌、胆管细胞癌）。尽管肝硬化不是肿瘤，但是其危害程度不亚于后者，如果任由它发展就会变成肝癌。

肝脏结节≠肝癌

高危因素话你知

肝脏既会吸收营养物质，也会产生许多与血液、免疫系统有关的因子，此外还具有解毒作用。罹患肝脏疾病后，身体会出现相关的不同症状表现。

门诊中，不少患者带着体检单前来，他们总是焦急询问："疑似肝脏结节是不是就是肝癌？"对此，需要通过各种检查指标综合判断。

体检发现的结节很多是血管瘤、囊肿，属于先天性良性疾病，无须过于紧张。但是，我们不能因为肝脏囊肿和血管瘤比较常见，就忽略了发生率较低的肝癌。

肝癌的发生有许多因素，同样的生活习惯，同样的饮食结构，不意味着同样的患癌概率。肝癌的发生也是如此。机体本身的基因、代谢能力、免疫力，机体外的环境、饮食、疾病的侵扰，均与肝癌的发生密切相关。

除了机体本身的原因以外，与肝脏肿瘤相关的高危因素还包括肝炎、酒精、重度脂肪肝、肝硬化及重金属中毒的肝脏损伤等。近年来，重金属中毒引起的肝损伤情况有所增多，往往与服用药物的原材料被重金属污染有关。

肝炎发展为肝硬化，最终导致肝癌，是常见的发病路径。1980年后出生的人群普遍接种乙肝疫苗，导致发病率相较以前大幅下降，但是由于我国人口基数较大，每年新增肝炎患者仍不在少数。

肝癌早期没有"闹铃"

体检异常敲响健康警钟

肝癌的预后比较差。肝癌早期没有特异性的典型症状，只有在肝癌发展到一定程度才会出现相对应的症状。因此，早期预防及处理，更需要我们自身高度重视。严重脂肪肝、过度饮酒、肝炎、腌制食品的持续大量食用，都可能成为肝癌的诱因。

大众应重视体检，定期接受腹部B超检查。以目前的B超技术，可以在早期发现肝脏肿瘤。另外，原发性的肝细胞肝癌患者，血液检查中的甲胎蛋白会增高。但是其也存在一定的假阴性，尤其一些胆管细胞肝癌患者的甲胎蛋白并不一定会阳性。

除了这一特异性指标外, 血液检查中还有许多肿瘤指标项目, 大众应关注与消化系统有关的指标, 如果存在2个及以上指标过高, 就要引起注意。在一段时间后加以复查, 如指标上升速度过快, 应及时前往医院治疗。

脂肪肝是可逆性的, 随着体重减轻、饮食习惯改变, 以及在严重时适当用药, 大多数时候可以恢复。但是, 演变成非酒精性脂肪性肝硬化时, 发生肝癌的概率就会大大增加, 因此这类高危人群需要引起高度重视, 做好相应的干预工作。病毒性肝炎治疗不规范、效果不佳的人群, 发生肝硬化的概率非常高。此时, 需要进一步接受CT或增强CT检查。

相对其他疾病而言, 肝癌的预后较差。目前通过肝癌的综合治疗, 可以达到比以前更好的效果。对于确诊为肝癌的患者, 不用过于担心, 医生往往都有相应的治疗方法。定期体检、定期接受B超和血液检查, 有利于肝癌的早发现, 早期接受综合治疗后, 依然可以获得较好的预后。

㉙ 给糖尿病足患者一个"立足之地"

张文川　神经外科

老李已经确诊2型糖尿病十余年了, 作为一个地地道道的农民, 即使到了60岁的高龄仍然经常在田间劳作。有一天, 家里人发现老李走路怪怪的, 脱下袜子一看, 才发现整个小腿有点肿, 而且脚上还有个不小的伤口, 周围已经有点发黑了。医生询问老李是怎么受伤的, 他却丝毫没有印象, 只是觉得近来双脚时有麻痛不适, 关于自己的血糖控制情况, 老李也一问三不知。

其实, 老李这种情况便是糖尿病常见的并发症——糖尿病足。提起糖尿病足, 大多数人会想到一只发黑、溃疡, 甚至散发着恶臭的"老烂脚"。正所谓"千里之堤, 毁于蚁穴"。糖尿病足往往由一个小伤口逐渐发展而来, 这是由于糖尿病患者的皮肤感觉功能下降, 患者往往无法及时意识到足部的疼痛, 伤口逐渐溃烂, 甚至会有截肢的风险。而造成皮肤感觉功能下降的根源, 是糖尿病周围神经病变。

糖尿病周围神经病变是糖尿病患者最为常见的一种并发症, 尤其是病史大于20年的患者, 超过50%的患者会发生周围神经病变。如果糖尿病患者出现以下症状就需要提高警惕, 这很可能是由糖尿病周围神经病变引起的。

典型的糖尿病周围神经病变主要累及四肢的末端, 呈对称性, 大多数糖尿患者下肢比上肢重。"麻木""疼痛"或"感觉异常"是该疾病的三大表现。

在发病初期，患者皮肤完好无损，但常常会感到双侧肢体对称性的麻木、感觉减退或感觉异常(如感觉蚂蚁在身上爬行)等症状，严重时会出现感觉消失，对冷、热痛或损伤性刺激毫无知觉。

另一种典型的表现为某处皮肤或肢体异常剧痛，这一类病变被称作"痛性糖尿病周围神经病变"，患者常感觉到自己的皮肤好像被针刺、火烧、火烤、刀割等，痛苦万分。有的患者不仅白天疼痛，夜间也会疼痛，并且症状会加重。疼痛的方式可以分为自发性疼痛和触觉诱发性疼痛，前者是在没有任何诱因的情况下出现，后者则是在与其他物品（如棉被）接触时发生。

糖尿病周围神经病变会影响患者睡眠和情绪，疼痛让患者难以入睡，长期睡眠障碍又会极度影响日常生活，患者常觉得困倦和乏力，继而精神恍惚，严重的还会出现失望、烦躁、焦虑、抑郁等精神障碍。

糖尿病周围神经病变是一个缓慢进展但又无法逆转的疾病，除了需要坚持控制血糖、坚持足部护理以外，最重要的是在症状发生的早期及时进行周围神经显微减压手术治疗。

即使症状轻微甚至没有症状，也建议定期至医院行神经电生理检查。电生理检查对于无症状的糖尿病神经病变患者有很大的帮助，能够在早期发现神经病损，以便防患于未然。在利用电生理仪对肢体的感觉和运动神经进行检查后，如发现波幅降低、传导速度减慢或肌电图异常等情况，则为诊断糖尿病周围神经病变的重要证据。

经过严格的临床检查评估后，老李接受了双下肢糖尿病周围神经病变的显微减压手术。

这一手术由美国霍普金斯大学Dellon教授创立，创立30多年来，已有无数糖尿病周围神经病变患者从中收益。

Dellon教授研究发现，这类患者的神经存在"卡压"现象，需通过手术才可以解除。这是由于糖代谢产物的堆积，造成神经内水分的聚集。由于水肿的神经内径增粗，在本不该发生卡压的位置，被神经周围的组织压迫，造成卡压，从而导致一系列的麻木、疼痛与感觉异常的症状。

通过手术解除神经卡压之后，老李下肢麻痛表现消失，步态也明显改善，双下肢的肿胀溃疡也逐渐痊愈。他又能下到田间拾掇农活了。因此，对于糖尿病足应该做到早发现、早治疗。为了让糖尿病患者能够自由地行走，在控制好血糖的同时，应尽早进行评估是否需要接受周围神经显微减压术，越早发现病变，越早接受手术，临床效果越好。切莫等到皮肤溃烂截肢之后再追悔莫及！

糖尿病周围神经病变有什么表现

糖尿病患者出现与周围神经功能障碍相关的症状，常常表现为肢体疼痛和感觉异常，下肢症状较上肢多见。感觉异常有麻木、蚁走、虫爬、发热、触电样感觉，往往从远端脚趾上行可达膝上，患者有穿袜子与戴手套样感觉。感觉障碍严重的病例可出现下肢关节病及溃疡。痛呈刺痛、灼痛、钻凿痛，似乎在骨髓深部作痛，有时剧疼如截肢痛呈昼轻夜重。有时有触觉过敏，甚至不能忍受衣物被褥的压迫，须把被子支撑起来。当运动神经累及时，肌力常有不同程度的减退，晚期有营养不良性肌萎缩。周围神经病变可双侧，可单侧，可对称，可不对称，但以双侧对称性者多见。

糖尿病周围神经病变如何明确诊断，需要做哪些检查

糖尿病周围神经病变的诊断需满足三大条件：①患者明确有糖尿病；②患者出现周围神经症状或存在神经电生理证据（二者有一）；③需排除其他疾病引起的神经病损。患者在医院需进行病史的询问，感觉、运动、腱反射与自主神经检查，血糖相关的化验，以及神经电生理检查等。此外，在必要情况下，还需进行皮肤组织检查和影像学检查。

糖尿病周围神经病变怎么治疗

糖尿病周围神经病变是一个缓慢进展但又无法逆转的疾病。首先必须坚持控制血糖，还要加强足部护理。更为重要的是，即使症状轻微甚至没有症状，也应定期至医院行神经电生理检查以早期发现神经病变。在症状发生的早期进行周围神经显微减压手术治疗是预防进展、避免进一步严重后遗症的重要手段。

糖尿病周围神经减压手术怎么做

糖尿病周围神经减压手术是一种微创手术，依据患者临床症状、体征和电生理检查结果，设计足部微创切口。通过精准的显微减压手术，减轻神经周围的卡压，以改善麻木、疼痛的症状。其具有创伤小、手术时间短、并发症少的优点。若是早期进行手术，术后大多数患者可以得到明显的缓解，足部的感觉恢复后，患者走路也能更好地保持平衡，避免跌倒，有效预防感染、溃疡的发生。

 30 如何处理"鼠标手"引起的正中神经慢性损伤综合征

张文川　神经外科

23岁的小杨是一位电竞运动员，一手鼠标玩得又快又准，人称"快手杨"。可

是一年多前，小杨逐渐出现了右手拇指、示指、中指指尖麻木。半年以来病情越来越严重，最后麻木范围越来越大，手腕活动越来越僵硬，他的竞技能力也一落千丈。经过医院肌电图等一系列检查，发现小杨的正中神经损害严重，俗称"鼠标手"，需要手术。术后经过一段时间的休息和功能锻炼，小杨的手终于又重新运动自如，我们的鼠标高手又找回了挑战电子竞技巅峰的自信！

什么是"鼠标手"

在这个互联网的时代，电脑已成为人们日常办公必不可少的工具。不少人坐在电脑前噼里啪啦地敲打键盘、点击鼠标，一坐就是一整天。像小杨这样的患者不在少数，由于这种情况多见于使用鼠标的"右手"，人们将这种日渐普遍的现代文明病称为"鼠标手"，即"正中神经慢性损伤综合征"。

腕管是位于手腕处由腕骨及韧带构成的一个隧道，其中有肌腱及正中神经通过。由于该隧道是一个密闭的空间，一旦出现压迫、管腔变小或内容物增多等情况，便会引起管道内的压力增高。手握鼠标时，因为姿势不正确、手腕长期处于过伸的状态、慢性炎症等因素使得腕管变得狭窄，期间的肌腱神经炎症水肿，最终导致正中神经受压损伤，产生"正中神经慢性损伤综合征"。

"正中神经慢性损伤综合征"的治疗可分为保守治疗与手术治疗两种。对于轻中度的患者，可以首先考虑保守治疗方式。由于大部分"正中神经慢性损伤综合征"与腕部不良姿势密切相关，治疗的关键是纠正不良习惯，尤其要避免腕部长期处于过伸状态。在此基础上可以佩戴支具或服用止痛药，在排除感染、过敏的情况下，也可以考虑局部进行注射封闭治疗以缓解症状。而当保守治疗无效时，就需要进行手术治疗，彻底松解腕部正中神经，避免产生不可逆的神经损伤。

正中神经慢性损伤有什么表现

正中神经是上肢最重要的神经之一，支配手臂、手掌、手指的部分运动和感觉功能。在疾病的起初，患者首先会感到上述部位的刺痛、麻木，这些症状在夜间加重，而活动腕部后会得到缓解。随着疾病逐渐进展，可能会出现手指肿胀、无力、握力减弱等症状。如果神经压迫长期得不到缓解，晚期的患者可能出现肌肉萎缩、对掌功能障碍等表现。

正中神经慢性损伤的手术治疗是怎样的

正中神经损伤的减压手术是一种极其微创的手术，医生依据患者临床症状、体征和电生理检查结果明确诊断后，于腕部做微创切口，通过显微减压彻底松解正中神经周围的卡压，如果术中发现神经已经变硬或者局限性膨大，则应该考虑切开神经外膜以松解神经束间瘢痕。这种手术具有创伤小、手术时间短、并发症少的优点。

㉛ 肺结节精准治疗

王明松　胸外科

目前肺结节发病率较高，双肺多发结节呈年轻化趋势，患者承担着精神压力。肺结节有哪些治疗手段呢？如何进行精准化的微创治疗呢？

肺结节外科治疗常见手段有哪些

外科主要采取手术治疗或消融治疗。其中一条重要原则就是尽可能切除病变，尽可能保留正常肺组织。

什么是肺结节消融

肿瘤消融是指直接应用能量或者化学的方法来根除或彻底破坏特定器官中的局灶性病变。肺结节消融就是指应用能量或者化学方法根除或者彻底破坏肺内的结节病灶。

选择手术还是消融呢

目前根据NCCN指南，手术在肺结节外科治疗中还是排第一位的。但手术并不是无穷尽的。对于不耐受手术的患者，寡转移结节的患者，拒绝手术的患者，75岁以上高龄的患者，双肺多发结节的患者，局部术后复发、其余部位无转移灶的患者，可采用消融。

肺结节精准治疗中的"精准"怎么理解

术前精准介入：手术干预的时机，在不影响年轻人工作、生活的情况下手术介入，避免过早地丢失肺功能。

术中精准切除：切除病灶前提下尽可能保留正常肺组织，减少肺功能丢失。

术后精准方案：根据术后不同病理类型，采取个性化的随访、治疗计划。

手术中怎样做到"精准"

（1）定位方法有解剖定位、定位钩定位、金属靶标定位、荧光定位等。

（2）定位引导工具有应用最广泛的CT，目前最新的包括磁导航技术等。

（3）定位途径有经皮、经支气管树定位。

磁导航是什么技术？和CT有何区别

简单地讲，磁导航就是运用电磁技术、肺部的GPS定位系统、实时引导诊断或者治疗工具到达肺部病灶的位置，进行定位、诊断和治疗。和CT比最大的优势就是无电离辐射损伤，同时还具有全肺到达、超微创等优点，弥补了传统手段的盲区。磁导航不仅能经支气管树定位，也能通过经皮定位。

磁导航引导定位和传统定位方式有何优势

定位的结节性质不受限制，适用于实性或亚实性结节；结节大小不受限制（结节最小直径5毫米）；结节位置不受限制（纵隔、膈肌周围）。可指导外科切除范围（人工触感+视觉追踪），指导冰冻切片取样。

如何运用磁导航技术进行诊断和治疗

胸外科手术前可以通过对病灶进行活检，明确病灶病理类型，避免诊断性的肺叶切除，尽可能保护肺功能。双肺多发结节，可以通过ENB活检来规划治疗方案。治疗方面，主要是通过磁导航引导下进行肺结节消融治疗，可经皮也可经支气管树，但是该技术目前还需要联合超声探头、C形臂CT等设备，提高消融准确度。

消融技术主要有哪些形式

消融主要分热消融和冷消融，热消融主要包括射频和微波，冷消融主要包括进口的氩氦刀（氩气制冷）和国产的康博刀（液氮制冷）。目前国内冷热消融均在开展，临床上往往根据患者结节不同情况，选择最合适的消融手段。消融前常根据具体情况，行穿刺活检以明确病理诊断。

肺结节手术是否还有新的技术

目前临床上还应用达芬奇机器人手术治疗肺结节，可以通过遥控机械臂，更稳定、更精准、更微创、更迅速地实施手术。人工智能AI技术在不久的将来，也将会运用到肺结节的治疗领域中，因此，随着时代发展，精准定位也会不断进步提升，更多的患者将从中受益。

㉜ 扼住颈动脉狭窄的"咽喉"

刘晓兵　血管外科

"颈动脉狭窄"对于不少人来说是个陌生的名词，往往是在体检或因别的疾病去医院检查时才首次听说。但它导致的严重后果大家就耳熟能详了——脑卒中，或者更精确些说是缺血性脑卒中。据统计，有接近1/3缺血性脑卒中的发生与颈动脉狭窄有关。但先别急，让我们深入了解一下颈动脉狭窄，做到心中有数，便能应对不慌。

颈动脉怎么会狭窄

90%以上的颈动脉狭窄与动脉粥样硬化有关。现代社会逐渐步入老龄化，同时，经济条件改善带来饮食结构的改变，营养过剩、体内脂肪堆积的问题越来越突出。在年龄和多余脂肪的双重作用下，多余的血脂沉积在血管，日积月累，形成了动脉粥样硬化斑块；如果斑块在颈动脉增大到使管腔变细了，就表现为颈动脉狭窄。

颈动脉一直是动脉粥样硬化的一个"重灾区"，这与颈动脉的解剖结构有一定关系。颈动脉由颈总动脉、颈外动脉和颈内动脉等组成。如果说血管像一条河流，那么当一条大血管分成两根时，就如同河流分叉，会发生流体动力学的变化，其中的血液会形成湍流、涡流等紊乱的流动状态，就如大河分叉部位容易泥沙沉积一样，血液中的杂质（如脂质等）在分叉处更易沉积下来；同时，分叉部位比一般血管更易受到血流的冲击，也更易发生损伤，在机体的自我修复过程中，也更容易形成局部脂质斑块。时间一长，斑块越积越多，血管也越来越细小，颈动脉狭窄就这样发生了。

"狭窄"了何以脑梗

对大多数人而言，听到颈动脉狭窄，首先想到的可能是"脑供血不足"，确实，脑缺血是其常见表现之一，但其最严重的临床症状还是缺血性脑卒中，也就是大众所说的"脑梗"。

颈动脉有两条"支流"——颈内动脉和颈外动脉，其中颈内动脉是供应大脑血液的直接通路；而颈动脉狭窄正是好发于颈动脉分叉处和颈内动脉的起始部位。颈动脉斑块形成后，随着血流的冲刷，会有碎屑脱落下来，脱落下来的碎屑随着血流继续前进，会漂流入脑血管。

当斑块比较小（颈动脉狭窄<50%）时，斑块对血流的影响较小，整体也相对"安分"，此时斑块上碎屑脱落的概率很小。虽然可能有少部分软斑不太稳定，但即使脱落也是比较小的碎屑，堵在脑部小血管，发生"小中风"或短暂性脑缺血（TIA），会出现思维模糊、眩晕、头晕、短暂的意识丧失等现象；或是堵在眼部血管，发生黑矇，表现为眼睛突然看不见。由于碎屑小，堵住的血管也小，这种疾病状态一般是可以自行恢复的。但如果对斑块置之不理，碎屑会不断掉下来，久而久之，会对健康造成不可逆的伤害；同时，斑块也会长大，渐渐走向危险的边缘。

当斑块渐渐长大（颈动脉狭窄50%~70%），斑块对血流的影响也变得明显起来，可能会在斑块局部生成一些易从斑块上脱落下来的血栓性物质，而且体积也比前面的"小碎屑"要大，流至脑部，就会梗死更粗的脑血管，引起更为严重的脑梗，即缺血性脑卒中，可发生语言、肢体功能的丧失，以及偏瘫等一系列严重问题。当然，颈动脉狭窄>50%时，并不一定都会发生脑梗，此时如继续听之任之，斑块就会进一步扩大，致命威胁也更大。

当颈动脉狭窄>70%时，血流动力学会受到明显影响，此时即使患者没有任何自觉症状，发生卒中的概率也会明显上升。资料表明，即使接受正规药物治疗，颈动脉狭窄程度为70%~79%的患者，一年半内发生脑卒中的风险也可达到19%；颈动脉狭窄程度＞80%时，其风险更是高达33%。

药物、手术，各显神通

看到这里您可能会问，人总是要老的，颈动脉也总是要老化、硬化的，这些都是自然规律，不可逆转，那我们对颈动脉狭窄就真的束手无策了吗？当然不是。治疗颈动脉狭窄，我们可选择的方法还是挺多的。

药物治疗

药物治疗贯穿于颈动脉狭窄的整个过程。只要体检发现存在颈动脉狭窄，哪怕狭窄程度＜50%，就要开始接受药物治疗。

颈动脉狭窄的治疗药物主要有两大类。一类是抗血小板和抗凝药物，如阿司匹林、氯吡格雷等。另一类是降血脂的药物，主要是他汀类药物，如阿托伐他汀等，对于颈动脉狭窄的患者，即使血脂不高，也需考虑应用降血脂药物，可降低斑块进展的速度。

此外，对于颈动脉狭窄伴有其他基础疾病的患者，如高血压、糖尿病、代谢综合征等，需严格控制基础疾病，以降低卒中风险。

药物治疗可以延缓颈动脉狭窄的发展进程，但并不能缩小和逆转已形成的斑块，对于风险程度较高的患者，还是需要考虑手术治疗。

颈动脉内膜切除术（CEA）

颈动脉内膜切除术被视为预防颈动脉狭窄患者卒中的有效方法，也是治疗颈动脉狭窄最经典的术式。

对于颈动脉狭窄＞50%的、有症状（如发生黑矇、小中风、短暂性脑缺血等）的患者，可采用颈动脉内膜切除术；对于无症状的患者，一般要颈动脉狭窄＞70%再考虑采用该术式进行积极治疗。

颈动脉内膜切除术就是把颈动脉切开，把引起明显狭窄的斑块剥除掉，由于取走了斑块，该治疗相对比较彻底。该术式属于开放性手术，适合年龄较轻（75岁以下）以及全身情况较好的患者。

该术式是有创手术，手术过程可能对周围神经和血管造成损伤；手术过程中还可能发生斑块碎屑脱落，反而引起脑梗等。故患者要配合医生进行规范的药物治疗和术前评估，以将风险降到最低。

颈动脉支架成形术（CAS）

颈动脉支架成形术是一种相对微创的治疗手段，适合年龄较大，全身情况比较差，麻醉风险高，或不适合做颈动脉内膜切除术的患者。

颈动脉支架成形术是将支架放置于颈动脉狭窄处,用物理方式把狭窄部位"硬撑开来",一方面可以改善颈动脉血流,另一方面可以利用支架稳定住斑块,减少斑块的脱落。

由于斑块仍然存在,只是被"挤"到了一边,该方法治疗不如颈动脉内膜切除术来得彻底;时间久了,少部分患者还可能发生支架内新生内膜增生而堵塞支架。好处是微创手术很少引起神经并发症;通过专用的颈动脉保护装置,也可减少术中斑块碎屑脱落所致脑卒中发生的概率。

但需注意,即使选择手术治疗,引起颈动脉狭窄的病理基础还在,药物治疗须贯穿始终。

日常生活注意事项

颈动脉斑块一旦形成,除非手术去除,否则不可逆转,但这并不是说日常生活中我们就什么也不用做了,患者要注意以下事项。

(1)定期复查:颈动脉狭窄患者均应根据病情严重程度不同,遵医嘱定期复查。对于颈动脉狭窄<30%的患者,即使尚未开始药物治疗,也应每3~6个月复查一次,颈动脉彩超是最简便实用的检查方法。

(2)管住嘴,迈开腿:患者要保持良好的生活习惯。对于颈动脉狭窄的患者而言,这可在一定程度上延缓斑块发展;对于尚未发生颈动脉狭窄者,可预防或延缓颈动脉狭窄的发生。

饮食方面尤其要忌烟酒,注意避免高脂、高糖(包括高碳水化合物)饮食。需强调的是,吸烟是颈动脉硬化的主要危险因素之一,对于吸烟的颈动脉狭窄患者,应严格要求其戒烟。

提倡适量运动,可每日早中晚散步,特别是晚饭后的散步对颈动脉狭窄的控制是有一定帮助的。

(3)适量多饮水:可使血液相对稀释一些。

颈动脉狭窄虽然是人们健康的大敌,但只要掌握好应对之法,定期检查,配合医生进行规范治疗,我们就能扼住它的"咽喉",让它不能再为非作歹。

颈动脉内膜粗糙会发展成颈动脉狭窄吗

一些年轻人的体检报告中,有时会出现"颈动脉内膜粗糙"的字样,这可以说是颈动脉狭窄的"萌芽期"。此时,可以通过调整生活(如戒烟限酒、早睡早起、避免熬夜、健康饮食等)来预防其发展。

只要干预及时,坚持健康的生活方式,年轻人的颈动脉内膜粗糙是可以逆转的,并不一定会发展成颈动脉狭窄。

33 孩子受了伤，如何不破相

夏玲玲　武晓莉　整复外科

瘢痕组织是人体创伤修复过程中的一种自然产物，最常见的是创伤、烧伤、手术、皮肤穿刺、痤疮等导致的凹陷性瘢痕、增生性瘢痕和瘢痕疙瘩。在孩子成长的过程中，受伤是难免的。面对孩子的意外伤害，尤其是颜面部损伤，家长最关心的莫过于怎么做才能使孩子不"破相"。

动物伤

Q：处理动物伤，有何特别之处？

A：为尽可能避免或减少瘢痕形成，被猫、狗等抓伤或咬伤后，应彻底清创后再缝合。因为动物口腔、爪子常沾染较多的致病微生物，若不彻底清创，易引起伤口感染、化脓等，不仅影响预后，还可能加重瘢痕形成。

铅笔戳伤

Q：如何消除铅笔印？

A：这里说的铅笔戳伤是指铅笔芯（石墨）进入皮肤下，未必造成出血，但可留有黑色痕迹。戳伤较浅表者痊愈后，一般没有明显的伤痕；若铅笔芯断裂在皮肤深处而未及时清除，数月或数年后，铅笔芯可被真皮或皮下组织"包裹"，形成肉芽肿，触之为硬结。当孩子被铅笔戳伤后，家长或老师应立即给予局部清洗、消毒，必要时就医。待伤口愈合后，视印记颜色深浅，决定是否需要进行早期激光干预治疗。

早期激光干预治疗中的"早期"，指的是受伤后3个月内，在瘢痕尚未稳定成形的情况下进行激光治疗。一般每月进行一次，共3次。目前常用的激光治疗主要分为剥脱性激光（如二氧化碳激光等）和非剥脱性激光（如脉冲染料激光、半导体激光等）。

较浅表的划伤、撞伤、擦伤

Q1：瘢痕形成常与哪些因素有关？

瘢痕的形成主要与伤口深度有关。以面部损伤为例，一般较浅的伤口在结痂7天内自然脱落，不会留有明显瘢痕；7~14天结痂脱落者，伤口往往较深，可能发生凹陷瘢痕。除外用硅酮类药物外，必要时，患儿需接受早期激光干预治疗，以刺激胶原再生、重塑，恢复伤处皮肤平整。

Q2：浅表伤口有必要使用创可贴吗？

较浅表的划伤、撞伤、擦伤，无明显出血者，无须过度保护创面，采用常规消毒，保持伤口清洁、干燥即可。若创面出现渗血、渗液，可选用较为透气的创可贴覆盖伤口1~2天，并经常更换。

Q3：如何加速伤口愈合？

伤口愈合期间，可使用碘附等定期消毒创面，尽量别沾水。此时，可外用生长因子类药物促进愈合。结痂自然脱落后，可用硅酮类药物抑制瘢痕增生。在伤口愈合期间，应注意防晒：创面脱痂前，宜用遮挡方式防晒；脱痂后，可增加涂抹防晒霜或使用与肤色相近的瘢痕贴（硅酮制剂）等防晒方式，以免发生色素沉着，影响美观。

Q4：受伤后需要忌口吗？

患儿在伤后不宜进食刺激及易导致过敏的食物。食用含酱油的食物、喝中药等会使伤处发生色素沉着的观点无科学依据。

需要缝合或黏合的伤口

Q1：什么样的伤口需缝合或黏合？

受伤后，应根据伤口深浅、面积、位置、轻重程度、有无异物等综合判断是否需要缝合。一般来说，伤及真皮深层，尤其是皮肤全层断裂者，应尽早缝合，关闭伤口。对出血不多的浅表性创伤，临床上还可以选用医用胶水黏合。其优点是操作简单、迅速，痛苦少，且无须拆线；缺点是不利于伤口渗液的充分引流，仅适用于清洁、整齐的伤口。

Q2：颜面部伤口应在多长时间内缝合？

颜面部伤口缝合的黄金时间是受伤后8小时内，时间越长，感染、化脓的风险越高，留下瘢痕的风险也随之上升。

Q3：缝的针数越多，越容易留疤吗？

医生会根据伤口深度、皮肤张力等因素综合评估，决定缝合层次和针数，并非"针数"越少越好。家长不应该将伤口的外缝合针数作为判断缝合好坏和瘢痕预后的唯一标准，更不能因此要求医生"少缝几针"。

Q4：经"美容缝合"的伤口能"无痕"吗？

随着人们对美容效果的要求越来越高，美容缝合技术在临床上被广泛应用。"美容缝合"采取细线及减张缝合等技术，按组织解剖层次逐层缝合，并精准对合表面皮肤。研究显示，美容缝合技术可促进伤口愈合，降低并发症和瘢痕的发生率。但应注意，若创伤深度超过真皮层，则"难逃"瘢痕困扰，"美容缝合"只能尽量使瘢痕不明显。

Q5：如何护理缝合后的伤口，使瘢痕小一点、淡一点？

拆线后，应遵医嘱尽早采取减张措施（如使用减张胶布、减张器等），以减轻瘢痕形成。无法采取减张措施的部位，可以通过外用硅胶贴片、硅酮凝胶、保湿霜等，达到抑制瘢痕增生的目的。必要时，可进行早期激光干预治疗。

未破皮、有明显血肿的撞击伤

Q1：伤后如何处理？

局部明显肿胀、淤青者，宜在24小时内进行冷敷，以减少"内出血"；24～48小时后采取热敷，并配合局部按摩，可促进血肿吸收。

Q2：出现"表情凹陷"怎么办？

表情凹陷是指皮下组织受损后，形成瘢痕组织并粘连伤处的皮肤和肌肉，以致做表情（如皱眉、微笑等）时，肌肉牵拉皮肤，形成凹陷。治疗"表情凹陷"，可采取"小针刀松解粘连术"。该术的创口类似针孔，一般不会留有痕迹。但该治疗需要多次操作，可引起血肿、再次粘连或增生等，可能需要配合激素、玻尿酸填充等治疗。

烧烫伤

Q1：治疗烧烫伤，民间偏方有用吗？

发生烧烫伤后，应马上脱离热源，用冷水冲洗或冰敷。若皮肤已有破损或水疱，应在紧急处理后立即就医。用牙膏、酱油、鸡蛋清等所谓的"偏方"涂抹伤处，并不能起到消炎、促进愈合的作用，反而会影响治疗，甚至导致感染。

是否发生瘢痕增生，与烧烫伤的深度有关。经过正确处理的I度和浅II度烧烫伤，一般不会发生瘢痕增生；深II度、III度烧烫伤因损伤皮肤真皮深层及更深部组织，愈合后瘢痕增生明显。

Q2：烧烫伤引起的瘢痕怎么治？

治疗瘢痕增生的方法主要有激光和手术治疗。具体治疗方式的选择应根据烧烫伤的深度、面积、部位等决定。手术切除瘢痕后，再次发生瘢痕增生的风险较高，因此，若未发生严重瘢痕挛缩，未影响患儿肢体功能或生长发育，应暂缓手术治疗。

专家提醒

孩子受伤后，家长应调整心态，避免过度焦虑。在积极治疗、尽量减少瘢痕产生的同时，也不能忽视对孩子进行意外伤害教育与伤后心理疏导，以减轻孩子的身心创伤。

㉞ 面瘫导致歪嘴多年，还能治疗吗

陈 刚 王 炜 整复外科

门诊来了一个眉目清秀的小姑娘，摘了口罩才发现是歪嘴。家属说小孩子生下来后发现口角歪斜，左侧上下嘴唇不会动，不会撅嘴，不会露牙齿，不会皱眉毛，笑时像哭，哭闹时歪嘴明显，不笑时看起来和别人差别不大。之前在当地医院做过针灸，也吃过中药，打过针，都不管用。后来又去三甲医院检查，做过肌电图，医生说是先天性面神经瘫痪。这种情况有治好的希望吗?怎么治?

出生后发现口角歪斜怎么办

出生后嘴歪必须要区分是分娩过程引起的还是先天性的?

分娩引起婴儿面神经损伤，一般伴有难产，使用过产钳、吸引等，耳部或面颊部有明显的血肿。受伤后2周可以通过肌电图发现纤颤电位，证实是神经损伤。治疗上，需要及时地治疗导致面神经压迫的病因，或进行面神经减压手术;并给予神经营养药和激素等药物治疗。如果明确有神经损伤离断，可以积极考虑手术修复。

如果是先天的，可能与孕期病毒感染，服药等情况，或伴有早产、孕程不顺，或者先天性面瘫家族史。通常分娩正常，没有头面部的外伤情况。肌肉电生理检查不会发现纤颤电位。此外，患儿可能合并有其他部位的畸形。如患侧伴有耳郭发育畸形，可行薄层CT检查是否有面神经管有狭窄或闭塞。对于这类患儿，可于专业的面瘫整形修复医生处就诊，一般在6~7岁后可进行整形手术治疗。且手术前还需要注意排查患儿是否伴有其他发育异常;同时家长需要注意调整患儿的心理健康，甚至可以寻求幼儿心理专家的指导。

炎症感染或头面部外伤及手术后继发面瘫多年该怎么办

继发面瘫的常见病因有两大类，一类与炎症感染相关的:如贝尔(Bell's)面瘫、亨特综合征、中耳炎、腮腺炎等;另一类是与头面部外伤及手术相关，如面部切割伤、颅脑外伤致颞骨骨折，以及乳突根治术、听神经瘤摘除术、腮腺肿瘤切除术、面神经鞘瘤切除术、面部血管瘤切除术、面部除皱手术等继发面神经损伤。

炎症感染相关的继发性面瘫多为不全面瘫，且常伴有面肌联动;经原发疾病治疗后，面瘫情况已稳定，可于整形外科通过肉毒毒素注射或手术治疗来改善口角歪斜和面部表情的不对称性。

头面部外伤及手术继发面瘫，根据手术损伤的程度和层面不一，其面瘫可为完全性或不完全性面瘫。若为早期面瘫（一般指瘫痪2年内），面部表情肌无明显萎缩，且肌电图检查肌肉有纤颤电位。此时面神经还有手术修复的机会，可以使瘫痪的面肌得到不同程度的恢复。若面瘫多年（超过2年），则为晚期面瘫，电生理检查呈现静息状态，已经无法再通过神经修复恢复原有面肌的功能。则需要进行肌肉转位术或肌瓣游离移植术获得动态修复，以及行筋膜悬吊术静态修复。

不明原因面瘫多年该怎么办

不明原因面瘫多年，首先应于耳鼻喉科、口腔颌面外科、神经外科等相关科室就诊，排查肿瘤占位等疾病导致的面瘫。如果排除肿瘤，或原发疾病已行相关治疗，则可于整复外科进行面部整形的治疗。

同时需要注意的是，面瘫不仅会导致口角歪斜，还常伴有眼睑退缩和眼睑闭合不全，严重者易继发结膜炎或者角膜损伤，这类情况需及早来整形外科或者眼科就诊。面瘫还可导致眉下垂、面部软组织松垂等，也可进行整形修复。

㉟ 青少年眼睑反复水肿别大意，可能是眼睑皮肤松弛症

卢博伦　赵秋雨　孙晓明　整复外科

小红（化名）是一名初中生，14岁，因为一些琐事哭闹后，发觉自己双侧眼皮又红又肿，足足肿了两三天之久，而且此后一年中每隔几个月总会反复发作。不过由于不痛不痒也并不影响视力，小红没有重视，只觉得是眼睛发炎或者过敏了。可一年过去了，情况不仅没有改善，发作反倒愈加频繁，每次红肿的程度也越发严重，已经到了睁不开眼睛的地步。后来，红肿消退了，但小红的眼皮竟然变得松松垮垮。最后在家人的建议下，小红去医院整复外科进行了全面的检查，被医生诊断为"眼睑皮肤松弛症"。

什么是眼睑皮肤松弛症

看到这里，可能很多人会一头雾水，这个从没听过的名字，"眼睑皮肤松弛症"到底是种什么疾病？这确实是一种罕见的疾病，很多眼科医生从业多年都没有亲眼见过这种患者。这种病通常在童年或青春期发病，主要特征就是眼周反复水肿，但却不痛。在发病后的几年中，每3~4个月就会发作一次，肿胀愈发严重，最终导致眼周皮肤萎缩松弛，看上去就像皱巴巴的纸巾一样。随着患者年龄的增长，发作越来越少，最终，疾病进入相对静止阶段，外观不再有明显改变。这种疾

病大多不会影响视力，其主要危害是会因为皮肤过于松弛影响外貌甚至导致睁眼困难等症状影响日常生活。

眼睑皮肤松弛症的病因是什么

为什么会得这种病呢？科学家们也在思索这个问题。遗憾的是目前发现的诱因范围非常广泛，包括发热、疲劳、运动、上呼吸道感染、月经、情绪紧张、蜂螫、哭泣、轻微眼睑创伤，甚至淋巴细胞白血病都可能与此有关，也就是说还没有发现与眼睑松弛综合征密切相关的因素，该病的病因和机制仍不甚明了。科学家猜测该疾病的病因可能与自身免疫系统紊乱或是蛋白酶对自身皮肤弹性纤维的溶解有关。

眼睑皮肤松弛症的诊疗方式有哪些

病因不明是不是代表着难以诊断和治疗呢？倒也不必过度担心，医生自有妙计。这种病的诊断主要依赖典型的病史，即反复发作但无痛的眼皮水肿以及后续引起的皮肤松弛等症状。还可以通过进行血液和影像检查来进行排他性的诊断。皮肤活检可以协助诊断，但并不具有特异性。至于其治疗方式，多种药物治疗均处在谨慎的探索期，当前手术治疗仍是恢复外观和功能的主要手段。当疾病处于静止期6~12个月后便可以考虑至整复外科就诊安排手术。病情较轻者可以行眼睑成形术，也就是将松弛多余的眼部皮肤切除，就可以恢复美观，而病情较重者，可能需要将下垂的泪腺恢复到原位、上睑下垂矫正术等更加复杂的手术来重建功能。

如果在读这篇文章的你发现自己或周围朋友有上述类似症状，建议来到医院明确诊断，即使确诊为眼睑皮肤松弛症，看过这篇文章的你可以做到心中不慌。虽然这是一种病因不明的罕见疾病，只要谨遵医嘱，见招拆招，相信可以最大限度减少疾病所带来的负面影响，尽快恢复正常生活。

36 肉毒素有毒吗？如何鉴别肉毒素产品的真伪

陈　刚　王丹茹　整复外科

说起肉毒素，可谓"谈毒色变"。其实，肉毒素虽然的确"有毒"，但规范使用正规的肉毒素药品，不仅可以达到"瘦脸、除皱"等医疗美容的效果，还可用于治疗"斜视、眼肌痉挛、面瘫、面肌联动"等疾病。让我们一起来科学认识一下什么是"肉毒素"，并且学学如何鉴别肉毒素产品的真伪？

肉毒素到底是什么？真的有毒吗

肉毒素是由致命的肉毒杆菌在繁殖过程中所产生的一种神经毒素蛋白，是迄今为止发现的毒性最强的生物毒素，肉毒素对人类的致死剂量是1纳克/千克体重，也就是说，1克肉毒素能够毒死200万个50千克体重的人！

肉毒素的正式发现，可以追溯到19世纪早期的一次"香肠中毒事件"。在那次中毒事件中，人们吃了一种没有充分腌制的火腿，结果他们都出现了神经毒素中毒的麻痹症状。在1817年，德国医生克纳发表了对"食源性肉毒中毒"临床症状的第一次准确和完整的描述：中毒者为继发性的呼吸衰竭和心力衰竭导致死亡，推断毒素通过阻断运动神经系统信号转导而起作用，而感觉神经信号传导则保持完整。到了19世纪晚期，比利时的微生物学家从剩余的火腿上分离并培养出了肉毒杆菌，并且首次描述了肉毒素中毒的病原学基础。

第一次世界大战期间，因为战争后勤所需，美国在生产大量肉类罐头的同时，肉毒素中毒的事件也愈来愈多。1920年，一名瑞士裔美国兽医科学家发明了加热法可有效防止肉毒素中毒。第二次世界大战期间，美国陆军化学部队开始在马里兰州研究肉毒素的武器应用；至此，肉毒素开始拥有了化学武器的角色。1949年，英国剑桥大学的科学家研究发现，肉毒素是通过作用于神经末梢，导致运动神经与自主神经瘫痪，麻痹胆碱能支配区的肌肉。根据肉毒素的作用机理，科学家开始将肉毒素应用于疾病治疗，最早是应用于"斜视"的治疗。

目前，作为临床治疗药品的是A型肉毒素；我国市面上常用的有"衡力（中国兰州）""保妥适（美国）"和"吉适（英国）"。

如何鉴别肉毒素产品的真伪

在门诊接诊过程中，我们曾多次遇到在不正规医疗机构注射了不明来源肉毒素产品导致中毒的案例。因此，我们反复向大众宣传，肉毒素属于"毒麻药品"，是严格管控的特殊药物，必须在符合资质要求的医疗机构并由具有资质的医生开具并使用！此外，肉毒素作为特殊管制药品，开封后的包装盒及药品均须由医疗机构统一处理。

除了一定要在正规医疗机构选择具有资质的医生进行诊疗以外，如果对所用药品有所疑虑，可以查看药品包装，检查包装是否完好？是否具有激光标志？甚至可以通过支付宝和微信的"扫一扫"功能，查验包装上的药品电子监管码，辨别真伪。同时，需要注意的是，即便是进口肉毒素，正规药品也为中文包装。

肉毒素因其用途多样，被誉为整形美容界的"瑞士军刀"，使用恰当就是医生手中精准的"手术刀"，但使用不当甚至可以成为战争中的"屠刀"。再次提醒大家，务必选择正规医疗机构和具有资质的医生进行诊疗，方可获得良好的治疗效果。

医美有风险，选择需谨慎。

37 新近火热的面部抗衰"热拉提"到底多神奇

董继英　整复外科

随着年龄增长,年轻的面庞会逐渐松弛下垂,出现皮肤皱纹、眼袋、泪沟、鼻唇沟加深、双下巴等诸多问题。其核心原因是皮肤变薄,胶原蛋白和弹力蛋白的流失,以及皮下脂肪的萎缩或移位。

面部抗衰,一方面要重修失去"弹簧"的皮肤,增加皮肤胶原蛋白和弹性蛋白的含量;另一方面,只做表面功夫是不够的,还要在深层减少讨人厌的堆积、下垂的脂肪,或者填充某些凹陷来增加支撑,才能事半功倍。

如何在无创、安全、舒适的前提下,促进皮肤胶原蛋白、弹力蛋白的新生,同时减少堆积、下垂的脂肪?

"热拉提"是一种基于电热的能量设备,是射频治疗,治疗靶基是组织中的极性水分子或带电粒子。"热拉提Plus"顾名思义,是热拉提的进阶版,主要有以下3个特点:

(1)"热拉提Plus"突破了传统射频由表及里的加热模式,解决了作用层次浅、能量分散、易烫伤的问题,实现了逆向温度梯度,通过隔空加热,精准聚焦热作用到皮肤层、皮下脂肪层或筋膜层,促进胶原蛋白、弹力蛋白和透明质酸的新生、重塑,并诱导脂肪细胞凋亡。

(2)"热拉提Plus"有分层抗衰技术,可灵活实现不同治疗深度的自由切换,除治疗筋膜层之外,还可以选择性作用于真皮层或皮下脂肪层,实现精细分层、个性化抗衰。针对不同年龄、不同肤质、不同问题的患者,可做出个性化的抗衰解决方案。比如,衰老性的松垂肥和年轻姑娘的婴儿肥可以做热拉提,但是方案是不一样的!

(3)"热拉提Plus"同时通过美国FDA、中国CFDA、欧盟CE联合认证,设备配置聚焦射频治疗头,具有多点接触式强效制冷及真空负压装置,最大限度保障皮肤安全;同时配有滑动模式治疗头,带来舒适无痛的治疗体验。

该治疗无须任何麻醉。其独特的射频频率(40.68MHz)是以极性水分子和带电粒子作为靶基来实现组织加热的,对亚洲深肤色人群的治疗没有色素选择性,避免了激光治疗亚洲人群带来的烫伤、色素沉着等风险。

Q:适合多大年龄的人做?

A:热拉提Plus适合的人群,并不是以年龄为参考的,而是对于有抗衰意愿和诉求,需要改善皮肤松弛、下垂,或者要减少皮下多余脂肪的人群。

Q:"热拉提Plus"能满足什么需求?

A:"热拉提Plus"是一种无创射频治疗技术,可应用于面部皮肤松弛下垂、同时伴有双下巴或鼻唇沟外上方、口角外侧脂肪堆积的人;还可以治疗胖脸或婴儿肥,使皮肤紧致,改善松弛,使鼻唇沟变浅、下颌轮廓更清晰。如果是瘦脸,有颞部、颊部等处的凹陷,可以通过"热拉提"收紧皮肤后,在凹陷区做玻尿酸或自体脂肪充填,以柔化轮廓,加强支持,达到更好的年轻化效果。如果皱眉头、抬眉毛或者笑起来时出现动态的皱纹,可以联合肉毒素注射治疗。

Q:做完一个疗程后如果没有接着做,皮肤会不会变得更松呢?做这个项目有没有依赖性?

A:"热拉提Plus"的治疗原理是促进自身胶原蛋白、弹力蛋白和透明质酸新生,这些东西是自己皮肤实实在在长出来的,而且随着新生组分增加,效果逐渐变好。因为脂肪细胞对热作用更敏感,瘦脸减脂效果更好。在恰当的适应证把控下,不会越做越松,也没有依赖性。

Q:做完"热拉提Plus"有没有即刻效果?什么时候效果最好?

A:"热拉提Plus"治疗后即刻就有紧肤、减脂的效果。治疗后一个月内属于新生期,皮肤、皮下纤维间隔、韧带等组织内胶原蛋白、弹力蛋白和透明质酸等物质不断合成;治疗后1~3个月属于巩固期,随着组织内多种物质的新生,数量增多,排列会更密集,老化受损的组织得到重塑,松弛下垂进一步改善。热拉提通常建议治疗3次为一个疗程,治疗间隔1~3个月,根据皮肤松弛情况、脂肪堆积程度选择个性化的治疗方案。保养性治疗,一次即可。

Q:治疗后用抗衰产品配合效果会不会更好?

A:射频治疗后可以敷面膜给皮肤补充水分,配合外用保湿产品效果会更好。做好防晒,降低光老化造成的皮肤损伤。

Q:"热拉提Plus"面部做完一次能维持多久?

A:射频治疗会让皮肤有即刻提升的效果,一般3~6个月内会有胶原蛋白、弹力蛋白等的新生。持续效果是因人而异的,这与患者治疗前的衰老情况、严重程度、遗传因素及术后保养、身体健康水平、生活习惯等都有关系。

当然,越年轻的、保养情况越好的、身体健康、作息规律的人,衰老速度越慢,维持时间越久。

要漂亮的人们一定不要酗酒、吸烟、熬夜;要控制工作压力,适当健身,保持快乐心情,这对抗衰变美这项工程也很重要。

38 不伤身体也能"冻死"脂肪细胞

姚 敏 整复外科

节假日，在享受假期与美食的同时，有些人不禁又开始烦恼"一个假期长几斤肉"的问题。近些年来肥胖人群确实越来越多，减肥也成为大众关注的热门话题之一。

很多经历过减肥的人发现，减肥有两大痛点：一是反弹；二是该减的地方没减掉，或不该减的地方减掉了。如今，冷冻减脂可以解决这两大难题。

"指哪打哪"的个性化减脂

减肥的方法五花八门，科学减肥提倡"合理膳食+坚持运动"的健康生活方式。但是，这些方式减掉的脂肪可能来自全身各处，而生活中每个人的肥胖存在个体差异。有些人的肥胖可能仅限于腹部等部位，而不是全身性的肥胖。通过全身性减肥方法取得的效果，可能不尽如人意。

于是，人们就开始寻找可以局部减脂的方法，个性化的减脂方法也越来越受到大众的关注和重视。

传统的局部减脂方法是通过手术抽吸局部的脂肪组织，但是手术毕竟存在一定的风险，医生和患者都要承担其带来的风险。而非侵袭性减脂、无创或微创减脂，则更容易被大众所接受。其中，热疗、冷冻等纯物理疗法因安全、可靠而受到大众的青睐。

冷热减脂疗法是一种局部减脂的方法，不同于服用减肥药或者节食等全身性减肥的方法。局部减脂法有其优点，也有其缺点。优点是"指哪打哪"，可以根据每个人的特点制定个性化的减脂方案。有些人不一定需要全身减脂，很多人对自己的某些部位不太满意，只想减去局部的脂肪。这是局部减脂方法的优势所在。

物理减脂法适用于任何部位，效果相对比较稳定安全。也可以对多个部位同时进行治疗。一旦启动这种治疗方式，对肥胖症患者的代谢也能起到积极的改善作用。

物理疗法不伤身体

市场上减肥药的种类有很多，但没有一种得到专家一致公认的安全可靠。而物理学的方法相对来说更为安全可靠。

科学家发现，人体的脂肪具有一些独特的性质，利用物理学的一些原理，就可以在不伤害身体的情况下，"杀死"脂肪细胞，从而达到减脂的目的。

冷热疗法减脂的安全性主要体现在两个方面：

（1）局部减脂的方法，对全身的影响明显降低。

（2）局部减脂使用的是冷疗或热疗，无论哪一种方法前提都要保护体表的皮肤不受损伤，只破坏脂肪，达到靶向治疗的目的，也就是说治疗作用点都仅限于脂肪组织。想要达到这一精准治疗的目的，对温度的掌控就非常重要。

热疗减脂

关于热疗，我们已知的能够破坏脂肪细胞的安全温度是41~43℃，至少持续10~15分钟，才能破坏脂肪细胞，持续时间越长，破坏程度也越深。但这个温度不会破坏表皮细胞。如果把温度升高到45℃左右，也能破坏脂肪细胞，但同时也会对表皮细胞造成损害。如果只是短时间的热疗，比如持续10分钟可能不至于造成表皮细胞的坏死，但这一温度会产生灼痛感，使人难以忍受。在物理减脂的同时，感觉舒适也很重要，更容易被接受。总之，温度和时间的把控都很重要，直接关系着这一治疗方法的有效性和安全性。

冷冻减脂

原理与热疗类似。皮肤的表皮细胞比脂肪细胞更结实、更坚强。以表皮不会受损但脂肪细胞会受损的低温，持续作用1小时左右就可以将脂肪细胞"冻死"。冷冻治疗过程中会利用负压先将大部分脂肪组织吸入治疗杯中，冷冻作用就更加集中，治疗效果更加明显。治疗过程相对热疗更加舒适，可以一边治疗一边看书、看电视等。

两者相比较，热疗每次作用时间不长，因为时间过长会使人灼热不适，因而需要重复多次治疗才能达到明显的效果。而冷冻治疗每次持续1小时也不会引起不舒适的感觉，一次治疗就可以达到溶解脂肪的效果，一个月内不必重复治疗。

有些与疾病相关的肥胖，为了治疗疾病可能会采取一些极端的方式，比如切除部分胃组织的减重手术。但是，局部减脂更注重的是安全有效，同时比较舒适，为大众所能接受。如果治疗方法令人难以耐受，患者就很难坚持治疗。

引导脂肪细胞持续凋亡

细胞的死亡方式分为很多种，最常见的是坏死，其次是凋亡。冷冻减脂可以让脂肪细胞凋亡，这是一种细胞自然死亡的方式。这种细胞死亡的方式有两大特点：

（1）持续性。细胞数量不会即刻大量减少，而是逐渐地发生程序性死亡。速度虽然缓慢，但可以持续1个月左右。所以，冷冻治疗后1个月减脂的效果最明显，一次治疗可减脂25%~30%。肥胖严重者，一个月后还需要再次治疗，多则治疗3~4

次,可重复治疗。肥胖不严重者,一次治疗就可以达到理想效果。主要根据患者的诉求来选择治疗次数。

(2)自然性。细胞凋亡这种死亡方式,不会使机体产生很大的反响。 比如机体感染新冠病毒后会引起免疫应答反应,重症患者会出现一种强烈的应激反应,称为炎症瀑布反应,会给机体带来很大的损伤,伤敌一千,自毁八百。而冷冻疗法诱导脂肪细胞自然凋亡,不会引发强烈的应激反应,死亡的脂肪细胞之后会通过淋巴系统慢慢排出体外。整个治疗过程相对缓慢,但也更加自然,对机体的损伤极小,带来的副作用也是极低的。患者的体验感较好,舒适度高,更易于接受。

有些人觉得节食减肥的方法太痛苦,药物减肥又担心副作用。物理减脂疗法没有这些顾虑,也无须忍受痛苦。

细胞凋亡不反弹

成年以后人的脂肪细胞数量是恒定的。能不能真正地把脂肪细胞的绝对数减少或者体积减小呢?可以肯定的是,冷冻减脂方法会减少脂肪的数量,因为脂肪细胞发生了凋亡。但是,不会激发人体的代偿反应和再生机制,解决了其他疗法减肥后易反弹的难题。

缓慢减肥不会激发代偿反应

减脂治疗还需要考虑脂肪代偿反应,即脂肪细胞的数量减少后,通过增大脂肪细胞的体积来代偿,这就是我们常说的反弹。而冷冻减脂的反弹率很低。冷冻减脂是一个缓慢的过程,机体能够逐渐适应这个变化,就不会激发代偿反应。而很多快速减脂的方法,很容易激发机体的代偿反应,就容易发生反弹。

即便是饮食减脂法,我们一般也会要求患者持续控制6个月的饮食,让机体逐渐适应这个变化,并且形成细胞"记忆",就不容易反弹。

细胞凋亡不会激发再生机制

很多细胞死亡以后会激发机体再生,机体干细胞就是一种可再生细胞,可以再生成各种细胞,包括脂肪细胞。冷冻减脂的方法是通过诱导脂肪细胞凋亡而实现减脂的目的,这一诱导过程缓慢,不会刺激机体产生炎症因子等应激反应,也就不会激发再生机制。

如果脂肪细胞快速坏死,机体会缺血缺氧,从而刺激HIF-1α(低氧耐受诱导因子)大量分泌,聚集在缺血缺氧部位,大量营养物质、血管再生物质等随之聚集,从而修复、再生脂肪组织。这也就是为什么减脂过程中要强调脂肪的凋亡,而不是坏死,两者之间有着明显差异。

即使减脂成功,之后的饮食、运动、起居等也要保持健康的方式,如果管不住嘴,还是有可能再次"发福"。

此外，冷冻减脂主要针对的是皮下脂肪，而肥胖症患者可能还存在一个很大的问题——内脏脂肪。从健康角度来说，体内减脂其实比体外减脂更重要。现在，体内冷冻减脂的方法也在开展临床科研，但目前还没有一种方法可以特异性地消除内脏脂肪。保持健康的生活方式，是任何减肥方法中都需要遵循的重要措施。

 # 宝宝蛀牙四问四答

汪　俊　儿童口腔科

正常情况下，宝宝从出生后几个月大长出第一颗乳牙，到大约两岁半乳牙长齐。乳牙萌出后，有可能会出现棕黑色的小点或是小洞，并且逐渐变大，甚至进食时食物嵌入小洞会引起不适，对此家长往往会疑惑：宝宝是不是蛀牙了？宝宝为什么会蛀牙？乳牙迟早要换，蛀牙还需要补吗？怎样可以预防蛀牙？接下来，我们一一解惑。

宝宝是不是蛀牙了

蛀牙，专业上被称为龋齿，是儿童最常见的口腔疾病。蛀牙初期，在牙齿靠近嘴唇、舌头的一侧及咬物的牙面上，蛀牙会表现为白垩色的斑块或线条。如果不加干预，任其发展，就会有凹坑乃至蛀洞形成。家长如果发现宝宝小乳牙上出现了这些情况，那就要警惕宝宝有蛀牙了，应及时带宝宝去看牙医，寻求专业的防治及饮食、口腔卫生指导。

由于蛀牙表面与正常牙面相比显得比较粗糙，食物中的色素便容易沉积，特别是当口腔卫生维护不佳时，牙齿表面的颜色更会逐渐加深，变为黄褐或深褐色。当蛀洞洞口完全敞开，蛀洞内的清洁做得很彻底时，蛀牙的进程有可能转入慢性期，才会呈现明显的黑色。

而当蛀牙发生两颗牙相邻的牙面上，初期靠我们的肉眼是无法看到这个位置上牙面颜色变化的，在中后期可看到牙齿相邻的部位有些发灰，像墨汁浸染在宣纸上一样的表现。这样的颜色改变是已经发生蛀牙的提示。所以家长要摒弃"只有牙齿发黑了才是蛀牙了"的错误观念。

宝宝为什么会蛀牙

蛀牙的发生从根本上来说是口腔内致龋菌分解。

食物中的碳水化合物产生酸，酸长期作用于牙齿表面，牙体硬组织发生脱钙，最后牙体硬组织破坏，形成窝洞。

对宝宝来说,蛀牙的发生主要与乳牙牙齿结构和宝宝生活习惯等因素有关。乳牙的矿化程度较低,易受到细菌的侵袭,加上许多宝宝爱吃偏甜、偏黏稠的食物,这些食物给口腔内的细菌提供了"营养",而大部分宝宝又无法配合家长充分清洁口腔,加上宝宝的睡眠时间往往较长,睡眠时,牙齿的自洁作用不佳。

因此,宝宝的口腔成为细菌繁殖的一个理想"温床",尤其是宝宝口腔深处大牙表面的沟沟缝缝与两个牙齿紧密相邻的部分,因为清洁不易,是细菌大军的集聚地,更容易发生蛀牙。

宝宝的蛀牙需要补吗

有些家长认为:乳牙迟早会替换掉,只要孩子没有明显的不适,蛀了也不需要特别治疗。

其实这个观点是错误的,乳牙蛀牙会带来很多危害。从口腔局部来看,蛀洞容易造成口内食物残渣的滞留,继而影响整个口腔环境,易使龋病波及周围牙齿;破损的牙冠、暴露的牙根会戳伤口腔黏膜从而引起溃疡;此外,蛀牙进一步发展会累及牙神经(专业名称为牙髓),导致牙神经坏死、牙根发炎、牙槽骨破坏,甚至会影响之后继承恒牙的发育和萌出,导致整个牙列的发育异常。

从全身来看,蛀牙多的孩子咀嚼功能会下降,影响孩子的营养摄入,进而影响颌面部和全身发育;而门牙蛀了还会影响美观和正确发音,会对孩子的自信心造成不利影响;此外,蛀牙引起的牙根发炎还可能引起全身感染。因此,提醒家长切勿因为乳牙会替换而耽误治疗蛀牙的时机。

如何预防宝宝蛀牙

为了有效预防蛀牙,家长一定要为宝宝做好口腔卫生工作。在长牙之前,可以用指套牙刷或纱布,轻轻擦拭牙龈组织,让宝宝提前习惯日常口腔清洁。乳牙萌出后,家长就需要为宝宝每天刷牙。

除了刷牙,还应注意以下几点:

(1)注意饮食和喂养习惯:正常情况下,人的口腔为中性环境。在每次进食(水除外)后,由于口内细菌的作用,口腔内环境的pH值会下降,酸度会增加。随后在唾液的缓冲下,口内pH值会逐渐恢复到中性水平。但如果进食过于频繁,唾液来不及缓冲,口内长期呈现酸性环境,会导致牙齿内矿物质流失,牙齿变软、龋坏。因此,家长应减少孩子进食的次数,控制孩子的零食摄入次数和量,缩短每次进食的时间,尤其不能含饭,以免孩子口腔内长时间存留食物,增加患蛀牙的风险。对于婴儿来说,要避免含奶睡的习惯。用奶瓶喂养的孩子要在一定年龄及时戒除奶瓶,同时要尽早戒除夜奶。

(2)使用氟化物防龋(如含氟牙膏、医院或正规机构涂氟防龋等)和定期进行窝沟封闭。

（3）合理使用牙线（或水牙线），用以去除牙缝间嵌塞的食物和减少邻面牙菌斑的堆积，此举可与刷牙结合起来共同维护口腔清洁。

（4）定期进行口腔检查。我们建议在宝宝第一颗牙齿萌出后就带他（她）进行口腔检查，聆听牙医对于宝宝口腔卫生维护情况以及喂养方式的建议，并让宝宝提前熟悉看牙环境。总之，家长需要带宝宝定期进行口腔检查，而不是发现了问题再去看牙医。

让我们共同努力，让宝宝'零'蛀牙！

40 儿童早期牙齿矫正那些事

江凌勇　口腔颅颌面科

随着近年来人民生活水平的提高和口腔保健知识的普及，越来越多的家长意识到儿童口腔健康及牙齿咬合对于口腔功能及面部颜值的重要性。儿童正值颌面部生长发育高峰期，早期矫正对于早期预防牙颌面畸形的发生，早期阻断已发生畸形的进展以及简化日后治疗进程具有重要的意义。

目前儿童早期矫正市场"如火如荼"，很多父母迫切希望得到相关的知识，不少家长通常认为儿童矫正应该在12岁恒牙替换完成后开始，使部分儿童错过了一些治疗时间。

对于不同年龄阶段的儿童，哪些表现提示我们需要进行牙齿矫正？对于不同表现的牙颌面畸形应采用怎样的矫正手段？治疗过程中有哪些注意事项？

儿童期牙列的发育大致可分为3个阶段——乳牙列期、混合牙列期和恒牙列期。乳牙列期一般指6个月至6岁，即第一颗乳牙萌出至第一颗恒牙萌出前的时期。当6岁左右下颌第一恒磨牙（"六龄牙"）萌出后，儿童进入混合牙列期，这一阶段口腔内既有乳牙也有恒牙，是儿童颌骨和牙弓的主要生长发育期，也是恒牙建𬌗的关键时期。12岁第二恒磨牙萌出后，儿童进入恒牙期，此阶段全部乳牙已被替换完毕。

儿童哪些牙颌面畸形需要矫治

牙列在不同发育时期存在相同或不同的畸形表现，我们将需要引起家长重视的牙颌面畸形根据不同发育时期总结如下：

1.乳牙列期

（1）乳前牙反殆。俗称"地包天"，即下前牙咬在上前牙前面。乳牙列期下乳前牙先于上乳前牙萌出，常常存在喂养时下颌习惯性前伸姿势，易引起下颌功能性前移，久之出现颌骨发育异常。它不仅会降低孩子的颜值和自信，还影响前牙的切咬功能和某些唇齿音的发音。正畸医生将对乳前牙殆的情况进行检查与评估，对于以牙性和功能性因素为主的乳牙期"地包天"可以早期试行治疗，一般以4岁左右为佳。使用简单的上颌牙殆垫式活动矫治器，在3~6个月的时间内便可解决。

（2）口腔不良习惯。乳牙列期不良习惯，如吮指、长期使用安抚奶嘴、吐舌吞咽以及口呼吸等都容易造成前牙开殆，一般需要在4~6岁开始干预。但父母需要将其与先天性"吸吮反射"相区分——1岁以内的婴幼儿常常会吸吮手指以满足心理要求，但多数正常儿童在2~3岁时吮指习惯不再出现。乳牙列期间去除不良习惯后，由此导致的前牙殆将会自动纠正，不过这需要患儿较高的配合度，有戒断不良习惯的决心和行动，当然也有赖于父母等家庭成员的监督。对于言语教育无效的患儿可根据情况选用舌挡、舌刺等矫治器。

（3）后牙反殆伴下颌功能性偏斜。由于某些不良习惯、乳尖牙引导等因素影响，一部分儿童在乳牙列完整萌出后出现后牙反殆伴下颌功能性偏斜（"下巴歪斜"）。此类情况相对严重，且易被忽略，一经发现应尽快治疗，早期引导颌骨发育恢复正常。

（4）乳牙早失后的间隙管理。对于乳牙早失，后产生的间隙，需要根据情况进行及时、有效的管理。比如第一乳磨牙早失，可用丝圈式间隙维持器以防止第二乳磨牙的近中移动。如果第二乳磨牙早失而第一恒磨牙未萌，也推荐进行间隙维持。

乳牙期在早期发育中扮演着重要的角色，上述问题一经发现需及时处理，引导颌骨正常生长发育。早期简单的治疗往往可以获得良好的效果。

2.混合牙列期

混合牙列期又称替牙列期。该阶段一般处于或早于生长发育的高峰期，对于以不良习惯、舌干扰等因素引起的功能性或轻度骨性错颌畸形，通过这一阶段的治疗可以充分利用颌骨的生长潜能，促进或抑制颌骨的生长，实现"早期预防、早期引导、早期阻断"，对改善儿童的面型和功能更为有利。

在这个阶段如果发现孩子有咬唇、伸舌、口呼吸、前伸下颌等不良习惯以及存在面型和牙齿排列异常等情况，应及时前去正畸专业医师处检查评估。常见的包括以下几种：

（1）口腔不良习惯。混合牙列期口腔不良习惯的干预与乳牙列期相似，矫治过程需要患儿较高的配合度及父母的监督。但治疗过程中需密切关注颌骨生长发育的相互作用与影响，明确骨性因素的严重程度，及时选取、换用适当的矫治器。乳牙列和混合牙列期不良习惯的破除治疗非常重要，但我们也应该认识到遗传因素在生长发育中占主导作用，医生不应过分夸大功能性因素的作用，本着科学、客观的原则引导患儿和家长参与治疗。

（2）扁桃体、腺样体肥大主要引起的鼻通气障碍。扁桃体和（或）腺样体肥大引起的气道狭窄和鼻通气障碍，以口呼吸或张口呼吸为主要表现。此类患儿口咽以上呼吸道受阻，机体为保证足够的供氧，代偿性出现张口呼吸；部分患儿即使腺体萎缩，但长期口腔颌面部肌群的姿势位改变使张口呼吸成为习惯。此类患儿往往具有特征性的"腺样体面容"，集中表现在鼻唇部、颌骨和牙列三方面：鼻塌陷、唇外翻、开唇露齿、唇肌松弛；下颌后缩（小下巴）或前伸（"地包天"月牙脸）；同时伴有不同程度的牙齿拥挤。

家长需要对"口呼吸"有基本的概念认知，在家可以通过简单的试验（棉絮法或雾镜试验、闭唇测试法、含水试验等）初步判断孩子的上呼吸道是否通畅，或寻求耳鼻喉科医生或正畸医生的专业帮助。对于评估后存在重度扁桃体、腺样体肥大的患儿，一般需要手术切除过度肥大的扁桃体和（或）腺样体，术后辅以功能矫治器进行主动和被动训练，恢复上呼吸道及口唇部肌肉的正常功能。对于轻中度扁桃体、腺样体肥大的患儿，在确保不影响正常通气功能的情况下，可试行功能矫治及训练，并定期复查。

（3）轻度骨性畸形及功能性错𬌗畸形。在替牙列期至恒牙列早期这一段时间内，伴随儿童生长发育高峰的即将到来，颌骨的发育随之加速。部分轻度的骨性畸形开始表现，如下颌后缩、前牙反𬌗等。此类畸形往往同时伴随有功能性因素的存在，应当早期发现、早期处理。正畸医生将根据患儿的具体情况在恰当的时间进行适当的颌骨矫形治疗（如头帽颏兜、上颌前牵引矫治器等）或功能矫治器治疗（常见的有Twin-Block矫治器、Activator矫治器、Frankel矫治器等）。例如，表现为下颌发育不足、下颌后缩的儿童，可以在生长发育高峰到来前（女生9~11岁，男生10~12岁）通过矫治器引导、促进下颌向前生长，往往能够起到事半功倍的作用。

（4）生理性暂时错𬌗。需要注意的是，混合牙列期会出现一些生理性暂时错𬌗，这些错𬌗可能随着生长发育、牙列替换而逐渐自行调整，可先行观察，暂不治疗。常见的包括：暂时性上中切牙间隙、暂时性上侧切牙远中倾斜、暂时性前牙深覆合、暂时性切牙轻度拥挤、暂时性露龈笑等。此类错𬌗畸形的处理需要注意引导，不应让患者在处理未来生长发育过程中可以自行解决或后期矫正过程可以处理的问题上浪费过多的精力。

混合牙列期矫治应贯彻"早期预防、早期引导、早期阻断"，及时纠正孩子的不良习惯及面型、牙齿排列的异常情况。但同时，正畸医生也应当引导家长正确认识生理性暂时错𬌗的存在，减少和避免不必要的治疗和经济、时间付出。

3.恒牙列期

恒牙列期是第二恒磨牙萌出后，全部乳牙全部替换完毕，除第三磨牙外，全部恒牙均已萌出的阶段。这时多数儿童第二恒磨牙已经建𬌗完成，且已过生长发育高峰期，一般不列入早期正畸治疗的范畴，归属于常规综合正畸治疗的范围。

骨性畸形严重程度不同，采用的相应治疗思路也各异——对于轻中度骨性畸形患者，可以进行单纯正畸代偿治疗，以获得满意的面型及咬合关系；而对于单纯正畸手段不能解决的重度骨性畸形患者，则需要等待患儿成年后进行正颌-正畸联合治疗。

进入恒牙列期后，儿童骨骼发育的特征性日趋明显。对于有中重度骨性畸形倾向的患儿，应向患者和家属提供不同的选择，不应轻易进行代偿治疗，以免成为日后治疗的障碍或反向力。

儿童牙齿矫正的方法有哪些

常见的用于儿童早期矫正的矫正器可分为如下几类：

（1）活动矫治器及不良习惯破除器：一般常用于乳牙和替牙期的比较简单的错牙合畸形的矫正，或者配合固定矫治器进行矫治，患者可自行摘戴，如前庭盾、舌刺等。

（2）功能矫治器：用于替牙期或者刚刚换完牙还处于生长发育高峰期的儿童，通过改变口面肌功能促进牙颌面发育和颅面生长，矫正形成中的错牙合畸形。常见如Twin-Block、Herbst、Activator矫治器等。

（3）固定矫治器：是最常用的矫治器，可分为唇侧固定矫治器和舌侧固定矫治器，患者自己不能摘戴。舌侧矫治器一般不用于儿童矫正。

（4）无托槽矫治器：近年来，作为新型的错牙合畸形矫治技术，无托槽隐形矫治成为当今正畸学发展最迅速的领域，在治疗替牙期反牙合、个别牙反牙合、中切牙间隙等病例时均获得了令人满意的效果。

随着儿童早期矫治的发展日臻成熟，可供医生和患者选择的方法众多，效果也各有千秋。但家长不应一味追求价格高、技术新，或照葫芦画瓢、仿效他人的治疗，牢记"适合的才是最好的"，根据孩子的实际情况做出正确的选择。

儿童牙齿矫正的注意事项

正畸作为一项历经一百余年发展的成熟技术，在治疗过程中没有明显的不良反应出现。但为了确保治疗过程的高效、有序进行，患儿及家长需要了解并遵循相应的注意事项及原则。

1.使用活动矫治器的注意事项

（1）患儿与家长的配合度。进行早期矫治的儿童一般年龄较小、依从性相对较差，需要儿童及家长密切配合。在整个治疗过程中，家长需监督孩子矫治器的佩戴情况，确保佩戴时长足够、佩戴方式正确，同时及时发现并纠正存在的不良习惯。佩戴矫治器进食后，除了做好口腔清洁，也需要清洗矫治器、保持其清洁，不佩戴时妥善保存。

（2）矫治器的选择：对于儿童期选用活动矫治的患者，考虑其配合度一般，矫治器的选用应尽量简单、有效，不宜过于复杂。同时，应注意不影响儿童的正常生长发育，定期复诊，对矫治器进行调整，必要时及时更换。

（3）矫治的安全性：矫治器的选择务必安全，对于年龄较小的乳牙期、替牙期儿童，矫治器的佩戴需要父母的全程监管，防止误吞等不良事件的发生。

2.使用固定矫治器的注意事项

（1）保持口腔卫生。接受正畸治疗的初衷是为了让牙齿更加美观，但如果正畸治疗过程中不注意口腔卫生的维护，就会导致出现牙齿龋坏、牙龈发炎出血等各种问题，不仅妨害孩子的口腔健康，还可能因此而不得不暂时终止正畸治疗。

家长应指导孩子每天早、中、晚餐后都认真刷牙。在喝饮料或进食后不能立即刷牙时也应及时漱口。另外，还要定期进行牙面的彻底清洁、维护口腔卫生与健康，并对出现的问题进行及时处理。

（2）矫治器脱落。常见的固定矫治器（如托槽）在粘接后，饮食需格外注意。不能用前牙啃硬物，如苹果、排骨、螃蟹壳等，水果等可切小后用牙咬；不能吃太脆的食物，如花生米、核桃、瓜子等，防止食物将托槽"撬掉"。如果遇到托槽脱落，应及时联系医生进行处理。

正畸治疗讲求良好的医患配合，儿童早期矫治由于患者所处年龄阶段的特殊性，需要"第三方"——家长的全程参与和高度的责任心，帮助医生在诊室外对患儿进行引导和监督。可以肯定的是，早期矫治满意治疗效果的获得不仅仅源于医生专业水平和能力，而更应归功于患儿和家长共同的努力，是三方共赢的结果。

儿童早期矫治具有早期预防牙颌面畸形发生、早期引导颌面部正常生长发育、早期阻断已发生畸形进展的特点，对于青少年正常行使咬合功能和颌面部的生长发育具有重要意义。但目前，儿童早期矫治市场存在过度宣传及夸大治疗效果、过度治疗以及不规范治疗等诸多问题。家长对此应做到心中有数——既不忽视，也不过度重视。前往正规医疗机构，寻求专科医生的帮助，使孩子获得灿烂笑容。

21 痛！痛！痛！，嘴巴里那层皮"破破烂烂"，痛得要命，这可怎么办

周曾同　口腔黏膜病科

嘴里一旦得了某些口腔黏膜病，吃饭喝水，都会痛得龇牙咧嘴，它们真是黏人又磨人的"小妖精"啊！

口腔黏膜"破破烂烂"的病，到底是何方神圣？

口腔黏膜的"破破"（溃疡）和"烂烂"（糜烂）又如何区分？

下面我们就来一起认识一下这个黏人又磨人的"小妖精"。

口腔黏膜病是指发生在口腔黏膜及软组织上的类型各异、种类众多的疾病的总称。"溃疡"和"糜烂"是口腔黏膜病患者最常见的两种症状。

溃疡还是糜烂，傻傻分不清楚

虽然口腔溃疡和黏膜糜烂都是口腔黏膜病中最为常见的症状，但是与口腔溃疡相比，口腔黏膜糜烂却没有引起人们足够的重视，而它恰恰是某些严重疾病的临床表现。

口腔溃疡中最最常见的一种，学名叫复发性阿弗他溃疡，一般出现在口腔的唇、舌、颊等部位，溃疡表现为圆形或椭圆形，像黄豆或者绿豆那么大，边缘整整齐齐，火烧火燎的痛，所以用希腊语"阿弗他（火）"来称呼它。它还会在口腔的不同部位反复发作，所以冠之"复发性"。虽然黏膜糜烂和口腔溃疡一样，都会发生黏膜疼痛，但是两者是有区别的。黏膜糜烂的面积大小不等、边界不清，往往发生在出血的基础上，表面有一层淡黄色的膜或渗出物，用棉签擦去就会露出红红的出血面，病损长期在同一部位反复发作的话，病损底部会有硬结，这些都与溃疡不一样。

黏膜糜烂，或是疾病先兆

身体出现口腔糜烂症状时，或许是它给身体发出的预警信号，千万别不以为然，可能与以下的疾病有关。

（1）口腔黏膜癌前病变。

首先，黏膜糜烂是某些口腔黏膜癌前病变的阶段性临床表现。例如，口腔扁平苔藓、口腔白斑、口腔红斑和盘状红斑狼疮等。

口腔扁平苔藓是最常见的黏膜斑纹类疾病，表现为口腔黏膜上条纹状或者"破渔网"状的白色条纹，有一定的癌变危险。出现糜烂是疾病加重的信号；长期反复的糜烂不愈，是走向癌变的"阶梯"。

口腔白斑是发生在口腔黏膜上"擦不掉"的白色或灰白色斑块,有较高的癌变率。一般情况下,患者会感觉粗糙、木涩,但疼痛不明显,一旦出现反复的黏膜充血糜烂疼痛,说明病情的癌变风险增大。

口腔红斑是口腔黏膜上"天鹅绒样"的鲜红色斑片,有很高的癌变可能。如果在这样的鲜红色斑片上发生糜烂,则强烈提示会有癌变。

盘状红斑狼疮是"红斑狼疮大家庭六兄弟"中的一个。主要发生在下嘴唇,出现持久性的、中央凹陷如"盘子"的红斑,如果反复糜烂出血也会发生癌变。

(2)自身免疫疾病。

黏膜糜烂是某些自身免疫疾病的口腔表现,例如天疱疮、类天疱疮、副肿瘤性天疱疮等。

天疱疮是一种严重的、迁延的自身免疫病。患者的口腔黏膜或皮肤都会变得"特别娇嫩",轻轻一擦,就会出现一个大大的"水疱",再轻轻一碰水疱立即破掉,留下一个创面,如果感染就变成糜烂面。天疱疮可能缓解,但难根治。有严重继发感染的,还有性命之虞。

类天疱疮的"大疱"虽然不像天疱疮那样容易破,但是其中有一种叫作"瘢痕性类天疱疮"的,常常发生在口腔、眼睛、鼻腔、咽喉,甚至在阴部和肛门处的黏膜上。长期破溃糜烂会发生"多窍性瘢痕粘连",造成上下眼皮粘在一起而失明。

副肿瘤性天疱疮更是一种有潜在危险性的"大疱性"疾病,是与肿瘤相关的致死性自身免疫病。这种疾病的可怕之处不在于口腔黏膜上像天疱疮或者类天疱疮那样的糜烂,而是隐藏在身体内部(如肺、甲状腺、肾、胃肠道、平滑肌)的肿瘤。

感染性疾病和性传播疾病

黏膜糜烂是某些感染性疾病和性传播疾病的口腔表现。例如,单纯疱疹、带状疱疹、手足口病、口腔念珠菌病、口腔结核、球菌性口炎、白喉、梅毒和艾滋病等。

单纯疱疹、带状疱疹、手足口病都是由不同病毒引起的口腔黏膜疾病。都会在特定的位置发出"小水疱",一旦水疱破掉,加之继发感染,就会发生糜烂,留下后遗症。而口腔念珠菌病、口腔结核、球菌性口炎则是由真菌、结核杆菌、金黄色葡萄球菌等不同致病菌引起的,都可以表现为黏膜糜烂。

白喉是我国传染病法规定的乙类传染病,在口腔黏膜上有可能出现假膜和继发性糜烂。发现白喉不单单是个人存在危险,必须立即采取防疫措施。

梅毒和艾滋病,一个是"老牌"性病,一个是"时髦"性病。它们在某个疾病阶段,都可能发生口腔黏膜糜烂。至于它们的危害性,在此就不多说了。

某些全身性疾病

黏膜糜烂是某些全身性疾病的口腔表现。例如，白血病、血小板减少性紫癜、移植物抗宿主病和药物过敏反应等。

白血病、血小板减少性紫癜是血液系统疾病，有时也会出现黏膜糜烂。

移植物抗宿主病是器官移植或者骨髓移植后出现的一种机体保护性的"排异"，往往发生大面积的、难治性的糜烂，严重影响患者的生活质量，甚至生命。

药物过敏反应是特定的人吃了会引起过敏的特定药物后的"超敏性"严重疾病，有"排山倒海"之势——严重者整个口腔黏膜会糜烂得"体无完肤"，惨不忍睹。不及时处理会有严重后果。

得了溃疡需要尽早找医生鉴别一下，因为溃疡是不是恶性的或者会不会变成恶性的，需要专业医师来判断。

那些"边缘突出不规整，表面粗糙外翻如西蓝花，病损底部有硬结，长期不愈合"的溃疡可能就是口腔癌。而前面提到的"复发性阿弗他溃疡"（就是俗称的"口疮""口疳"），有"边缘规整不突出，底部柔软无硬结，疼痛难熬三四天，十天半月无踪影"的特点。复发性阿弗他溃疡的绝大部分患者除了生活质量差一点，基本上都不会发生癌变。

口腔溃疡不足惧，黏膜糜烂需当心。

溃疡糜烂分得清，尽早就医防重病。

㊷ 守护口腔黏膜健康

沈雪敏　口腔黏膜病科

口腔健康与全身健康息息相关，除了牙齿之外，口腔内肉眼可见之处都是口腔黏膜的"地盘"。那么，如何守护口腔黏膜健康？有哪些常见的口腔黏膜疾病，又该如何防治？

健康口腔黏膜"六要素"

口腔黏膜可以分成咀嚼黏膜、被覆黏膜和特殊黏膜，几乎覆盖从咽部到唇部的所有位置。沈雪敏介绍，口腔黏膜处于健康状态时，尽管没有存在感，却能完成辅助食物吞咽等一系列重要工作。

健康的口腔黏膜应具备"六要素"，即湿润、柔软、粉红色、有弹性、光滑、连续。当口腔黏膜的弹性发生改变并出现下降，或口腔黏膜出现突起、溃破、干燥等症状时，就应引起警惕，及时就医。

口腔黏膜出现异常时，往往潜藏着一定的健康风险。不同于胃肠道黏膜深藏在人体内部，必须借助胃镜、肠镜等才能观察，口腔黏膜张口即见。而数以百计的疾病会导致口腔黏膜出现各种各样的异变，因此，口腔黏膜可以成为监视身体状况的"前哨站"。如舌乳头萎缩、口腔溃疡，应该警惕贫血；口腔溃疡长期不愈合、牙龈苍白，有可能是白血病；口腔黏膜出血严重，需要检查是否患有血友病。留意口腔黏膜的异常状况，有时就能早期发现一些不易察觉的全身性疾病。

复发性口腔溃疡：

局部规范用药，勿信勿试偏方

在所有口腔黏膜病损中，口腔溃疡非常多见，也极具代表性。口腔溃疡对患者的正常生活影响颇多，不但会在饮食时感觉疼痛，影响日常营养的摄入，还可能对全身健康造成影响。

生活中，许多人备受复发性口腔溃疡的困扰，它也被称为复发性阿弗他溃疡。这种溃疡具有复发性、周期性、自愈性的特点，从1个月出现1次，到1周出现1次，均有可能，发生的位置也会不断变化。即使不用药处理，也会在一段时间后自愈，时间从1周到1个月不等。免疫系统、胃肠道疾病、贫血、微量元素缺乏、内分泌问题等，都会诱使口腔溃疡。除了一些全身性疾病，如克罗恩病等之外，白塞病、口腔结核等，也会导致口腔溃疡。

复发性口腔溃疡虽然很烦人，却没有危险性，但若溃疡固定在一处，且超过2~3个月未自愈，则建议及时前往正规医院就诊，接受进一步检查，排除癌变的可能。一些网传治疗口腔溃疡的偏方不可信，切勿擅自尝试。在患处涂抹不对症的药物，反而会刺激伤口，使病情加剧。

一般来说，在口腔溃疡症状较轻时，可在局部应用含漱剂、含片、散剂、膜剂等消炎止痛药。目前，医院中使用较多的含糖皮质激素局部制剂，可有效减轻疼痛，促进溃疡愈合。溃疡症状较重时，建议及时前往医院，在医生指导下通过口服药物进行治疗。

创伤性口腔溃疡：

残根残冠及时治，癌变风险须警惕

导致口腔黏膜溃疡的原因有很多，机械性的刺激是重要因素之一。这一现象在老年群体中尤为常见。长期不愈的创伤性溃疡出现癌变的可能性相对较高。

中老年人的牙齿常会因为各种原因出现缺损，如果不加以修复或是修复体制作不良，尖锐的角或锋利的边缘都可能损害口腔黏膜，久而久而造成创伤性溃疡。这类患者在溃疡治疗的过程中，首先必须要对残根、残冠进行去除或修复，对不良的修复体进行调整,去除容易导致创伤的刺激物。

口腔潜在恶性疾病因具有上皮异常增生、癌变倾向的特征,同时具有复发和多次癌变可能性,因此需要定期随访。目前,无创筛查技术简便、快速,敏感性、特异性较高,临床可以重复操作,用于评估病损区域癌变风险,判断预后。口腔黏膜恶变无创筛查技术包括自体荧光技术和DNA定量分析技术。无创筛查技术可作为传统组织病理学检查的重要补充,对于口腔癌的早期诊断、口腔潜在恶性疾病的持续监测,及时阻断癌变、降低口腔癌发病率,起到了重要作用。

口腔白斑病:

先精准筛查,再微创治疗

口腔白斑是口腔黏膜最常见、最多发的口腔潜在恶性疾病之一,是世界公认的口腔鳞癌的重要来源。临床治疗口腔白斑的方法主要包括癌化学预防治疗、手术切除和激光冷冻治疗。对于大面积的口腔白斑,手术切除和激光冷冻治疗的创伤很大,术后瘢痕形成、组织缺损等对患者的口腔功能产生一定的影响。

作为新兴的结合特殊光敏物质与生物光学技术的微创性治疗技术——光动力治疗,具有抗感染特性及调节免疫作用,同时能选择性针对异常增生细胞,选择性精准破坏病损组织,安全微创、可重复操作。术前无须特殊准备,术中选择表面麻醉或者局部麻醉,光敏剂采用病损局部外敷,术后无须避光,也不会形成瘢痕,疗效显著,易于被患者接受。

43 如何合理、科学地修复牙齿缺失

孙　健　口腔修复科

目前,大众的口腔健康素养正在逐步提高,但牙缺失仍是困扰大家的普遍问题。不管是什么年龄段,每缺失一颗牙齿都应该引起重视,良好的口腔健康是全身健康的重要基础。

活动义齿是不是已经过时了

从牙齿修复角度来讲,一般分可以为活动义齿修复、利用天然牙的固定义齿修复和种植修复。

在临床上,医生根据不同患者的口腔剩余软硬组织特点,以及患者主观诉求、经济等各方面综合因素考虑,经过详细检查和专业修复方案设计,活动义齿同样可以帮助患者恢复口腔功能,达到满意治疗效果。活动义齿至今为止仍是一类非常有效的治疗手段。

这里需要强调两点：一是活动义齿的方案设计非常重要，这不但与修复效果密切相关，而且正确的设计能尽可能保护剩余的口腔软硬组织不受伤害，所以一定要找专业的医师。二是牙齿种植修复治疗，如果设计不当或种植后维护不当，也会产生很多问题。

口腔修复是一劳永逸的吗

答案是否定的。在讲这个问题之前，我要强调的一个观念就是"定期看牙"。口腔修复完成后，要根据修复体的不同种类采取相应的维护。据相关文献报道，固定义齿、种植义齿等修复体，在维护完善的情况下，10~20年的成功率可达较高水平。因生理、病理性原因或由于患者口腔情况发生变化，需重新制作修复体，也属于正常情况。活动义齿根据情况一般8~10年要进行更换。

种植修复对年龄有要求吗

从原则上来讲，种植修复治疗年龄要求在18周岁以上，即青春期结束之后再进行，否则可能会干扰骨骼和牙齿正常生长发育。另外，高龄并非种植禁忌证。对于没有心血管、糖尿病等全身系统性疾病，健康状况良好的老年人，做好术前准备，掌握适应证，也完全可以获得理想的种植修复效果。

是不是缺几颗牙就要种几颗

并非每颗缺牙的位置都需要植入一颗种植体。种植体的数量，需要根据患者的身体状况、牙槽骨量、颌骨位置、咬合情况、缺牙间隙的大小、患者修复诉求、方案设计、经济承受能力等多方面因素来综合考虑。比如全口缺失，也就是所有牙齿都没有的情况下，如采用种植修复，根据不同的治疗方案，可以在单颌，比如上颌植入4~8个种植体，下颌植入2~6个种植体，来完成全口的修复。

残留牙根不拔，修复效果更好吗

首先，残留牙根本身的牙体牙周情况是否能够达到保留的要求，且能否长期稳定地在今后修复中发挥作用，要经过专业医师检查，并结合不同修复方案来决定的。其次，即使要保留下来的牙根，绝大多数情况下需要进行完善的牙体牙周治疗，而不是置之不理。最后，提醒老年朋友们，医生专业检查后的确需要拔除牙根的，应尽早拔除。

面对各种修复材料该如何选择

义齿用口腔修复材料大致分为高分子树脂类、金属类、陶瓷类。烤瓷的全称叫"烤瓷熔附金属全冠"，是20世纪50年代发展起来的。主要是当时单纯陶瓷材料强度不足，需要有一层金属内冠做支撑，然后在外面附上陶瓷材料，以解决美观需要。

近年来,无金属的全瓷冠在临床上得到了越来越多的成功应用,而且可以配合现在数字化技术手段,在美观和生物安全性上都大大优于原来的烤瓷。全瓷材料里面也有很多种:包括以氧化锆为代表的多晶陶瓷,还有不同化学结构的玻璃陶瓷等,各自有各自的特点,如何选择应根据专业医生检查,根据不同的牙位、修复方案来加以选择。

数字化技术应用情况如何

随着信息技术和电子技术的不断发展,数字化口腔修复逐渐成了临床修复的主流趋势之一。我们通过光学等方法采集患者口腔内的数据信息,改变原来使用印模材料,通过获得的数据信息,可以在相应软件中进行修复体的数字化设计,最后可以通过数字化的制作手段,如数控切削或三维打印完成修复体的加工。以代替人工操作,达到精确快速高效,更好地服务患者。

目前临床上并不是每一种修复治疗方案都可以采用全数字化手段。有些修复治疗数字化技术已比较成熟,还有很多还在不断研究当中,或者说部分步骤结合了数字化方案,也仍然有很多采用的是传统的临床操作和工艺方法。除此之外,口腔医疗机器人,比如:种植机器人、牙齿预备机器人也在不断研究,并逐渐应用于临床。

先天性缺牙患者,该如何修复治疗

先天性缺牙原因包括有先天发育问题、基因问题、遗传因素等。其中很大一部分是个别牙的缺失,或者也可以叫作单纯性先天缺牙。对于这类患者,根据其缺牙的具体数量、位置、乳牙是否滞留等情况,可以采取的方案包括:不修复、采用常规修复手段,结合正畸治疗来进行修复等。

另一类相对较少的是综合性先天缺牙,除了有多数或全部牙齿的缺失,还伴有其他器官的发育异常。比如有一类叫作外胚叶发育不良,发病率大约为十万分之七。该病的典型症状为毛发稀少、汗腺发育不全和重度先天性缺牙。对于这类患者,我们就要采取一个综合性的序列治疗。

治疗原则如下:

①早期修复,目标是恢复口腔功能,维持咬合高度,促进面部发育。另外还有美观和心理作用。

②贯穿一生的序列治疗:特别是在成年前,不同阶段要更换制作不同的修复体,以配合患者在不同生长阶段的需要。

③多学科治疗:修复、正畸、种植一起采用各种手段和方法以获得最佳的修复治疗效果,可以到医院就诊,制定个性化的修复方案。

④家长和患儿的医学咨询和心理治疗。

口臭二三事

叶 玮 徐 静 口腔预防科

口臭是指从口腔或其他充满空气的空腔（如鼻、鼻窦、咽）中所散发出的臭气，调查研究显示，全球10%～65%的人曾患口臭。口臭严重影响人的心理和社交活动，对人们社交产生的影响日益凸显。

口臭原因知多少

口臭可分为生理性口臭和病理性口臭。

（1）生理性口臭：主要是由不良生活和卫生习惯引起的短暂口臭。进食某些刺激性食物和饮料，如香料、大蒜、洋葱、榴梿、卷心菜、花椰菜和萝卜，吸烟，长期饮酒，熬夜失眠等，均可引起生理性口臭。预防此类口臭的发生，需要保持口腔清洁、忌烟酒、养成良好的作息习惯。

口腔异味在醒来时很常见，但这种口臭通常是短暂的。这可能是由于睡眠期间口腔内微生物代谢活动增加，唾液流量生理性减少，缺乏夜间生理性口腔清洁和睡前不同的口腔卫生习惯导致的。这种口气问题很容易通过进食、口腔清洁和用淡水漱口得到改善。而对于晨起发生的口臭，清洁舌苔可能会有所帮助。

（2）病理性口臭：指由机体病理性改变引起的口腔异味，主要和口腔内病理性变化及许多全身性疾病有关。

口腔内病理性变化主要和口腔卫生欠佳、牙菌斑、龋齿、食物残渣和不洁义齿有关。牙龈炎和牙周炎、口干症，及其他的一些口腔问题如口内肿瘤、暴露的牙髓、拔牙伤口（有带血敷料或化脓性分泌物）或牙齿拥挤（易发生食物嵌塞）等也是有关的因素。当患者患有牙龈炎和牙周炎时，其牙龈出血、炎性渗出物增多，口内厌氧菌发酵分解血液、炎性渗出物中有机成分，可生成挥发性硫化物，产生口臭。积极治疗牙周病，抑制或杀灭牙周致病菌，不仅有助于牙周疾病的治疗，对消除口臭也具有十分重要的意义。

导致口臭的全身性疾病通常与呼吸系统及消化系统有关，这些系统性疾病可导致口腔和鼻子排出的气体中存在异味。

在成人呼吸道疾病中，扁桃体炎、支气管炎、支气管扩张或其他肺部感染，以及肿瘤，均可导致口臭。有研究表明，口臭在慢性干酪性扁桃体炎（常见的症状为扁桃体结石、喉咙刺激和异物感）患者中是一种非常常见的症状。由扁桃体结石引起的口臭可通过挥发性硫化物（VSC）口臭测定来判断。如果是由扁桃体结石引起的口臭，可用含漱液消除，或取出扁桃体结石；对于顽固性扁桃体结石，且保守治疗效果不佳的，可以考虑行扁桃体切除术，以消除咽部不适及口臭。

在消化系统疾病中，胃食管反流病的常见症状就有口臭，该病患者胃内容物反流溢入口腔，造成口咽部黏膜的破坏，引起口咽部炎症感染，造成口腔中有害菌滋生；腐败反流物发酵也可导致口臭；胃食道反流物自身有异味，可直接引起口腔异味，这种类型的口臭主要呈现酸臭味。幽门螺杆菌也被认为是口臭的可能原因，其可通过产生挥发性硫化物而导致口臭。

肠源性口臭，除肠道疾病可产生氨类刺激性气体直接引起口臭外，肠道菌群紊乱可能也是导致口臭的重要原因。肠道功能正常时，肠道中的益生菌能酵解膳食纤维等产生短链脂肪酸，降低肠内酸碱度（pH值），抑制致病菌繁殖，保持肠道菌群稳态；肠道菌群紊乱，使益生菌的代谢产物短链脂肪酸减少，经循环到达口腔的量发生改变，导致口腔内菌群紊乱，发酵分解食物残渣产生大量挥发性硫化物，从而引起口腔异味。如便秘就可导致严重的肠道菌群紊乱，从而引发口臭。

改善口臭有良招

（1）改善日常习惯。

避免吸烟和可能导致口臭的药物和食物。此外，嚼口香糖、欧芹、薄荷、丁香或茴香籽，以及使用专有的清新口气制剂可能会有所帮助。而口喷和一些漱口水仅仅提供了一个暂时竞争的气味，掩盖不佳的口气，这都是暂时的，不能用于治疗口臭。

网传的"用油漱口"是印度人口腔保健的一种传统方式，即晨起用椰子油或未经提炼的原油漱口10~20分钟，认为油脂可以分解牙齿表面的菌斑软垢，减轻口臭。但现代医学发现，其去除菌斑软垢的效果不如常规的刷牙等方式。

（2）关注口腔健康。

保持口腔卫生、减少口腔感染能有效减少口源性口臭。进食后用清水漱口能有效清洁牙间隙、减缓口臭。使用抑菌漱口水，其含有的抗菌成分（如氯己定）可有效抑制口腔细菌，但抑菌的漱口水不能长期使用，以免引起口腔菌群失调。同时，当长期使用含氯己定的漱口液时，一些患者可能会出现味觉改变等不良反应。

（3）清理舌苔。

采用正确的刷牙方法、刷洗舌面和上颚等均可缓解口臭。即便是牙周健康的个体，由于舌背的表面积大，有许多沟裂和凹陷，食物、细菌、白细胞和脱落的上皮细胞可在舌背堆积而引起口臭，所以清洁舌苔是必要的。

此外,也有一些证据表明,益生菌不仅对肠黏膜有积极作用,而且对口腔也有积极作用。但是否可用益生菌治疗口腔口臭,还需要进一步的研究。

为什么口臭的人不觉得自己嘴巴臭

口腔内的软腭和鼻腔是连在一起的,而嗅觉感受器位于鼻腔内最上端或者嗅上皮内,口腔内的气体一般在口腔后部产生,通过嘴巴呼出到正前方较远位置。也就是说正常呼吸时,我们是闻不到自己呼出的气味的。而且长时间处于某种气味中,也会引起嗅觉疲劳,让人感觉不到这种气味。

45 儿童如何早期戒除口腔不良习惯

金艺娜　杨雯洁　口腔预防科

口腔不良习惯指在一定间隔时间内有意识或无意识地反复重复一个相同动作,并一直持续。儿童口腔不良习惯是形成错颌畸形的主要原因之一,因此家长需关注孩子有无此类不良习惯,若有须及早戒除。口腔不良习惯包括吮指习惯、舌习惯、唇习惯、偏侧咀嚼习惯、咬物习惯和睡眠习惯等。

吮吸手指

一般情况下,在2~3岁前有吮指习惯可视为儿童正常的生理活动,这种习惯通常会在4~6岁逐渐减少而自行消失。如在此之后吮指习惯仍继续存在并具有一定的强度,就会导致明显的错颌畸形。长期有吮指习惯儿童的手指上常常可见有胼胝,手指亦会有弯曲等现象,这是家长判断孩子是否存在吮指习惯的一个重要标志。

舌习惯

儿童在换牙时常会用舌尖舔松动的乳牙、乳牙残根或初萌的恒牙,如果该动作只是在较短时间内存在,则不会造成明显的错颌畸形。但如果这种动作长期持续存在,形成舔牙习惯、吐舌习惯或伸舌习惯等,就会导致明显的错颌畸形。此外,家长还需关注孩子是否患有慢性扁桃体炎、慢性鼻炎等疾病,因为此类疾病会影响患儿呼吸道通畅,患儿常常将舌体伸向前方,因此引发不良伸舌习惯。

唇习惯

起初,儿童可能是因为情绪原因而出现咬唇动作,但如果长期存在即可形成咬唇习惯。咬下唇习惯会导致上颌前牙唇倾、前突,并出现上颌牙列间隙;而下颌牙弓及下颌骨向前发育则受到阻碍,形成下颌前牙区的拥挤、前牙深覆合、下颌后缩、开唇露齿等畸形。咬上唇习惯则会形成前牙反𬌗（地包天）、上颌前牙的舌倾、下颌骨前突及近中错颌等畸形。

偏侧咀嚼习惯

由于一侧后牙区存在牙齿龋坏严重或多颗牙缺失等问题，该侧后牙无法行使正常或者应有的咀嚼功能，只能由健侧牙齿来承担所有的咀嚼功能，久之就形成了偏侧咀嚼习惯。长期偏侧咀嚼习惯的存在会引起颜面部不对称（大小脸）。

咬物习惯

多见于啃咬铅笔或者指甲。有些儿童在婴幼儿期养成了一些如咬衣角、袖口、手帕、被角及吸橡皮奶头等习惯，这些习惯从本质上讲与吮指习惯一样，都属于特定生长发育时期的正常生理反射行为，短期存在并无严重影响。一般在脱离婴幼儿期后，随着大脑发育及神经肌肉系统的成熟，这些习惯会自然消失。但如果这些习惯依然长期存在，就会成为影响口腔颌面部生长发育的不良习惯，导致局部性开𬌗畸形的发生。

睡眠习惯

儿童睡眠时，经常用手、肘或拳头枕在一侧的脸下方，有时会用手托着一侧的腮部进行阅读或者思考问题，这种不良姿势如果持续、长期发生就可成为不良习惯，阻碍牙颌面的正常生长发育，并可能导致面部结构的不对称。

因此，家长若发现孩子有此类口腔不良习惯，须及早采取措施引导孩子破除不良习惯，若成效不明显，可寻求口腔科医生的帮助。

⑯ 重视牙缝清洁，预防口腔疾病

束陈斌　口腔预防科

近日，有媒体报道徐州有一位口腔医生从患者牙缝里面取出一颗草莓籽，而这颗草莓籽居然是发芽的，这引起了众人的关注。且不说草莓籽在牙缝停留是否真的会发芽，但这提醒我们口腔牙缝的清洁十分重要，如果不注意，牙缝就会成为藏污纳垢的场所，影响我们的健康。

所谓牙缝就是指牙和牙之间的缝隙，正常人牙缝很小并且有牙龈覆盖在缝隙中间，并不容易滞留嵌塞食物，但随着年龄增大，牙齿磨耗，牙和牙之间的接触关系改变，导致容易嵌塞食物；其他一些口腔疾病例如龋齿也会破坏牙和牙的接触关系，引起食物嵌塞；牙周病到了中晚期，牙龈退缩、牙齿松动、牙缝隙变大，也会引起嵌塞；牙齿排列不齐、口腔内的不良修复体也可以引起食物嵌塞。

如何保持牙缝清洁

许多人会想到刷牙，确实，通过早晚两次刷牙可以去除口腔内大部分的牙菌斑、食物残渣和软垢。

但是对于存在于牙缝隙之间的一些脏东西，光靠刷牙往往是不够的，有不少人会想到使用牙签去除牙缝里面嵌塞的食物，但是使用牙签不当，经常会损伤到牙龈，久而久之，就会使牙缝越来越大，食物嵌塞越来越明显。

所以临床上推荐只有牙龈退缩的人才可使用牙签清洁牙缝隙，而正常人应该避免使用牙签，要习惯使用牙线来清洁牙缝隙。

对于一些牙龈退缩、牙缝隙比较大的人来说，除了可以使用牙线、牙签进行清洁外，牙缝刷也是值得推荐的牙缝隙清洁工具，相对于普通牙刷，它能更方便进入牙缝、根分叉区进行清洁。

而对于一些在进行矫正或者口腔内戴有牙套的患者来说，使用牙线会比较困难，这时候可以考虑使用冲牙器进行辅助清洁。

很多人会在餐后进行漱口，这也是保持口腔清洁的好方法，但是要注意的是，漱口是不能代替日常的刷牙和使用牙线的，至于使用清水或者超市买的普通漱口液漱口是不会对口腔造成什么不良影响的，可是如果是医院开的配方漱口液，由于长期使用会造成一些不良后果，不推荐长期使用。

除了这些常规的牙缝清洁措施外，定期每半年拜访一次牙医，进行口腔检查，有助于保持你健康的口腔，笑口常开、吃嘛嘛香。

㊼ 牙隐裂——小裂纹隐患多

房 兵 朱 诚 口腔正畸科

听说牙隐裂是因为牙齿受到力量所致，正畸好像就是用力量矫正牙齿，这样会把牙齿撕裂了吗？这是很多想要正畸或者已经开始正畸的朋友存在的疑问。想要回答这个问题，我们需要先了解牙隐裂是一种怎样的疾病。

牙隐裂是什么？牙隐裂是牙齿表面不易被发现的细小裂纹。这种情况类似一个碗上有了裂纹，暂时没有破裂，但一天当它受到猛烈的外力时，就有可能裂开。

为什么会发生牙隐裂？牙隐裂的致病机制复杂，病因主要分为以下4种：

（1）发育因素。牙齿各部分的形态、厚薄和结构不同，抵抗外力的能力也不同。比如，牙齿在发育过程中形成的窝沟是比较薄弱的部分，隐裂也容易沿着牙齿表面本身存在的深沟发展。在受到外力时，力容易集中在隐裂纹，外力很大时，牙齿就容易沿着裂纹发生折裂。再比如，牙齿存在高陡的牙尖，这种情况下受到水平方向的力时，牙齿也容易折裂。

（2）咬合因素。通常是在咀嚼中突然咬到硬物，如砂砾、骨渣，牙齿承受的咬合力骤然增大，这种突然变大的咬合力极易造成牙隐裂。再比如，磨牙症导致牙齿形态结构变化，影响咬合力量的传导分布，参与牙隐裂的发生、发展。

（3）修复因素。补牙后，自己的牙体组织过少，补牙时雕刻的形态不良，做嵌体时未保护牙尖等。

（4）其他因素。佩戴舌钉，进食热食后立即喝冰水等。

哪些症状提示可能有牙隐裂

根据隐裂的不同位置和程度，症状也会有所不同。它可以表现为，咀嚼时咬到某一个位置出现剧烈疼痛；食用富含纤维的食物时，咬下去的时候不痛，松开出现疼痛；食用冷的、甜的食物时引起疼痛……细菌和毒素还可能沿着隐裂纹进入牙齿深层，逐渐波及牙神经。这个过程可能没有任何感觉，也可能某一天牙齿突然疼痛，甚至痛得上下牙无法对咬起来。当出现以上症状时，建议尽早去看牙医。拖延就医很可能使牙痛愈发剧烈。

牙颌面畸形矫正与牙隐裂有关吗？

正畸，也就是大家口中的"箍牙""戴牙套"，是用持续、柔和的牵引力使牙齿在生理范围内移动，不会出现牙齿受力骤然变大的情况。而且，有研究者发现错牙合畸形是牙隐裂的诱因，像牙齿不齐、颌骨畸形这些情况造成咬合关系异常，会使牙齿局部承受较大的咬合力，诱发隐裂的出现。正规的正畸操作非但不会导致牙隐裂，还能在某种程度上预防其发生。

发现牙隐裂可以正畸吗

可以！但需要先对牙隐裂进行管理与治疗后，再开始正畸。对于牙隐裂的管理和治疗，根据患牙的情况有观察、上涂层、补牙、装牙套、抽神经后装牙套、拔牙等。

如何预防牙隐裂

进食时多加小心，避免用力咬到硬质食物，如冰块、骨头、杏仁、硬糖等。避免用牙齿开啤酒瓶、撕包装袋。避免紧咬牙，发现紧咬牙或夜磨牙后尽早就诊。对抗运动时使用护齿牙套。定期检查牙齿，如有任何不适，要尽早就医。

48 进击的"第三副牙齿"

赖红昌　口腔种植科

随着我国人均寿命增长,我国老年人缺牙的情况愈发常见。20多年前,很多人缺了牙,不仅咀嚼功能受到影响,发音甚至容貌上都会受到困扰。而如今,现代医学给百姓们带来了"第三副牙齿"。

中国口腔种植,"虽迟但到"

口腔种植技术在世界范围内不属于新技术,但在我国是从大约20年前才开始发展的。种植牙因其功能及美观效果与天然牙十分相似,被誉为人类的"第三副牙齿"。

20年前,欧洲的口腔种植技术已发展到成熟阶段,我国的种植牙技术则起步较晚,当时国内没有专业的团队在使用这项技术,大部分人,甚至包括许多牙医,都不了解种植牙的概念及功效,因此在推广口腔种植技术时,难免会挑战到人们对口腔诊疗的固有认知,这些都是当时面临的问题。

现如今,我国口腔种植学的发展速度飞快,种牙需求量极大,且以每年50%左右的速度增长。口腔种植作为一项已经成熟的牙齿修复技术,正在为无数缺牙患者保驾护航。

植骨,让更多人成为"口腔种植"受益者

早些年,很多缺牙患者是无法进行口腔种植的,因为种植体必须植入于有充足骨量的牙槽骨中,而很大一部分患者缺牙处的牙槽骨因为各种原因会发生一定程度的萎缩和吸收,导致骨量不足。

我们一般认为,种植牙所需牙槽骨的宽度应大于7毫米,这样的话,打入牙槽的种植体直径为4毫米左右,两侧骨各有1.5毫米,才能基本上维持种植牙的安全和稳定。但由于当时的植骨技术尚未发展成熟,医生的个人操作水准也不如现在,为防止手术失败,很多医生不愿意为牙槽骨宽度小于7毫米的患者进行种植。

而如今,我们的植骨材料和技术都有了巨大的进展,越来越多的医生选择为牙槽骨骨量不足的患者植入骨粉材料,使患者牙槽骨骨量恢复到可以做种植牙的水平。这里有一个概念必须强调,植入的以脱蛋白牛骨颗粒为代表的动物骨粉或以羟基磷灰石为代表的人工骨粉并不会立即转变为患者自己的骨,而是形成类似于"骨支架"的结构,引导患者自身的骨顺着该支架结构慢慢生长,而一开始植入的骨粉随着时间推移会被逐渐吸收,最终完全转变为患者自己的骨。因此,植骨术后需4~6个月的恢复时间用于等待成骨。这项技术使得以前因骨量不足而无法接受种植治疗的缺牙患者从中大大获益。

同时，种植牙技术的修复理念不断更新，不仅要求功能上与天然牙无异，还开始追求美观、逼真的牙齿及牙龈外形。对于前牙美学部位的种植牙，由于人体牙槽骨解剖形态的关系，该区域更容易发生拔牙后骨量不足的情况，进而导致牙龈退缩、种植体暴露等美学问题。这就要求种植专科医师对患者的美学风险提前进行评估并于术中适当植骨。

需强调的是，植骨技术虽好，却需"对症下药"。不同的骨缺损形态，要求与之匹配的植骨材料及植骨方式，因此对手术医师的理论知识及操作细节均有着极高的要求。患者应前往口腔种植专科门诊处进行全面的口腔检查及手术评估，制定个性化的精准植骨方案，并接受专业种植医师规范化的植骨治疗。

牙冠革新，数字化制造技术迅速发展

种植牙中露出牙龈表面作为"门面"的牙冠部分，其材料的改进也是日新月异。15~20年前的牙冠主要是金属烤瓷冠，即内冠是金属、外部是瓷粉的烤瓷牙；而现在的牙冠有了全瓷的（氧化锆、氧化铝等成分）选择。

除材料的更新外，牙冠制作技术的变革亦不容小觑。各类数字化技术，如数字化扫描、计算机辅助下设计与制造（CAD/CAM）技术等，都极大地促进了牙冠制作工艺的进步。传统的牙冠通过手工在牙模上雕刻蜡型，包埋后再进行金属铸造得到，该工艺耗费时间长且修复体精度不佳；而近十年来逐步普及应用的CAD/CAM技术采用机器扫描牙模后得到数字化牙模，再使用专用的设计软件进行牙冠的数字化设计并行直接切削，从而大幅降低了牙冠制作过程中产生的误差，使其精度和加工效率都得到了显著的提升。

补过牙或装过义齿的人都知道，医生即将结束操作时，会拿出一张纸让患者反复咬合，以测试牙冠的咬合是否合适，如发现干扰咬合的位点，再对牙冠进行相应的调改。而CAD/CAM所得牙冠精度的提高就表现在，临床医师对牙冠的调改量显著减小，对应的临床操作时间也大幅缩短，明显提高了患者的就诊体验。

微创，未来技术的大势所趋

很多人都不理解，口腔手术原本就是个小手术，为何还要发展微创技术？其实，微创是一个相对的概念，使患者的创伤变小、痛苦减少、手术时间缩短、风险降低的手术方式，就可以被称为微创手术。所以，外科学的发展，必然会向微创方向发展，口腔种植不外如是。

微创种植指的是采用较小的牙龈切口（3~4毫米），在几乎不暴露牙槽骨面的情况下将种植体植入牙槽骨的改良手术技术。对患者而言，一方面，微创种植有

效避免了传统种植术中的翻开牙龈、缝合以及拆线等步骤，减少了患者的手术创伤以及复诊次数；另一方面，微创式更好地保存了术区的组织血供，有助于减少术后牙槽骨吸收及牙龈萎缩，从而达到更好的种植体功能及美学效果。

微创技术在近年来的发展一方面得益于锥形束CT（CBCT）等检查手段的普及，使得临床医师能更好地对术区的牙槽骨形态进行术前分析；另一方面则是由于数字化导板及术中动态导航等种植体植入辅助手段的快速发展，这些辅助手段为临床医师在非直视状态下进行种植体的精准植入提供了极大的帮助。

但需注意的是，微创种植有着较为严格的适用范围。通常来说，良好的术区条件（充足的牙槽骨宽度、规则的牙槽骨外形轮廓以及足够的角化牙龈宽度）、完善的术前检查，以及富有经验的种植专科医师，是采用微创种植术式的必需条件。

现下的口腔种植技术已经日趋成熟，可以为患者带来极其逼真的使用感受，用于修复美学区缺牙时也有着不俗的表现，使得更多的缺牙患者能够真正做到"吃得尽兴，笑得开心"。由于我国现还缺乏规范的种植治疗管理监督体系，医师的技术水平参差不齐。因此，我国的口腔种植学发展，还有很长的一段路要走。对于老百姓而言，还是要前往口腔种植专科门诊，让医生为您评估，选择适合您的个性化种植治疗方案。

㊾ 才30岁就要拔5颗牙？不是吓唬你，快拿出刷手机的劲儿认真刷牙吧

宋忠臣　牙周病科

国际口腔医学界有个"8020"原则：80岁时口腔内应至少存留20颗功能完好的健康牙齿。而现实中常常会看到有人30岁就出现牙龈萎缩、牙齿松动；50岁牙已经掉了10来颗……在口腔疾病中，牙周病常被人忽视。我国大约有90%的成年人存在各种程度的牙周病。"只有先把土壤环境调理好，树才能长得好，所以要尽早关注牙周病的治疗。"

年纪轻轻怎么一口烂牙

在进行种植修复、正畸治疗等口腔治疗之前，常需要先治疗牙周病。那天，专家门诊来了一位30岁出头的小伙儿，他愁眉苦脸地说，牙齿松了，刷牙会"吐血"，嚼东西也完全使不上劲。爱吃美食的他，丧失了吃的乐趣。

通过全景片发现，小伙儿的牙槽骨已经吸收掉了牙根长的三分之二。"你这

是典型的牙周病，这几颗牙都要拔掉……一共要拔掉5颗吧，其他牙齿也要系统治疗。"

小伙儿吓了一跳，"我牙齿没有痛，也没有蛀得很厉害，您是不是吓唬我？"

医生边给他检查，边打比方，"牙齿是一棵树，牙根就像树根，而牙齿周围的组织就像树根周围的泥土。如果树根周围的泥土没了，那么即使大树没有被虫蛀，也会倒掉。同样道理，如果牙根周围的牙龈发炎、牙槽骨都吸收了，那么即使牙齿没有烂也没办法保留了。"

牙周病需要终身治疗、尽早治疗，才能避免问题扩大。很多患者最初出现牙龈出血等小问题时不去治疗，等到出现牙齿肿胀、牙周溢脓、牙齿松动或咀嚼无力时才去治疗，这大大增加了治疗难度，以致多颗牙齿不得不被拔除。这便是牙周病的"可怕"之处，因此它也被称为口腔健康的"慢性杀手"：在不知不觉中使牙周组织遭到破坏，且病程长，可达数十年之久。

牙周病关系到全身健康

牙周病不可轻视，因为它还可引起身体其他部位的健康问题。曾经有一位50多岁的男患者，因其口腔卫生极差，牙齿表面包裹着厚厚的软垢，牙龈发炎萎缩，大量的牙周致病菌导致了脑脓肿——细菌跑到脑子里去了，最后需要转诊到神经外科做手术。

不仅如此，牙周疾病还和糖尿病、心血管性疾病、早产低体重儿或者消化系统疾病相互影响。有中、重度牙周病的孕妇，发生早产和低体重儿的概率要升高将近8倍。育龄女性在怀孕前，最好去口腔门诊做个检查。如果有牙周病先要治好，否则孕期内得牙周病的概率会大幅上升。另外，保护好口腔健康，也是间接保护了胃、心脏等器官。即使牙齿脱落很多的老年人，也应用柔软的牙刷刷刷牙龈。

牙周病的患者以中老年人居多，但来看门诊的则是中青年多，大多和不注意口腔卫生有关。可能有人会说，人老掉牙很正常，大不了装义齿。但如果牙周组织不健康，无论是传统的活动义齿、固定桥义齿，还是'种植牙'等各类修复以及正畸治疗，效果都会大打折扣。而且，牙周疾病严重者，还很可能导致无法种牙。

早晚认真刷牙，定期洗牙

红唇皓齿人人羡慕，年轻人一口烂牙实在很可惜。据介绍，牙周病的发病率是所有口腔疾病中最高的，且很多小朋友在童年时期就存在着不少牙周问题。小朋友口腔卫生意识薄弱，刷牙马虎，而许多家长往往也没有认真监督他们，从而从小养成了不良的口腔卫生习惯。如一旦患上牙周病，又疏于治疗，病程发展往往是很快的。所以，当发现刷牙出血时，就要引起重视了。

牙周病的治疗，包括普通洁治、深度刮治等，也就是我们平常说的"洗牙"，有的患者还需拔牙治疗。很多人误以为洗牙就是让牙齿变白，但其实不然。因为刷牙不能100%地刷走牙菌斑，所以洗牙就变成了必要的补充手段。普通成年人每年应洗牙1~2次，如果是牙周病患者，洗牙治疗的频率应当适当提高。

牙菌斑和牙结石是导致牙周病的罪魁祸首。另外，代谢紊乱、遗传等因素也可引起牙周病的发生，进而导致牙齿松动甚至脱落。维护口腔健康的最基本方法就是好好刷牙。从第四次全国口腔健康流行病学调查的结果来看，35~44岁的人群刷牙最"认真"，但这个年龄组也只有47.8%的人每天刷两次或以上，其他年龄组这一比例刚过30%。另据调查显示，上海成年人刷牙率为95%以上，但每天刷牙两次及以上的只有60%。

刷牙时如果可以更认真一些，情况就会好很多了。遗憾的是医生经常遇到刷牙只刷30秒的。成年人二三十颗牙，每颗牙刷三面，30秒怎么可能刷干净呢？就像手脏了要洗手，30秒洗手显然不够，刷牙这点时间也是不够的。每天早晚都要仔仔细细刷每一颗牙，餐后跟零食后要认真漱口，坚持用牙线和牙缝刷清理死角，半年至一年来医院洗牙一次，能做到这些就已经非常好了。

 50 一不小心把牙撞飞了怎么办？牙齿被撞或存生机，不要轻言放弃

陶　疆　李林光　口腔综合科

口腔急诊医生，平常经常接触各种口腔紧急情况，包括牙痛、肿胀、出血、外伤、异物及其他情况（颞下颌关节脱位、过敏反应等）。这里我们主要来从急诊角度说说牙外伤。

什么是牙外伤

牙外伤是指牙齿受到外力作用导致的损伤，包括牙齿松动、折断、脱位等症状。

牙外伤包括乳牙外伤和恒牙外伤。乳牙外伤虽常见，但因乳牙在口腔内的留存时期相对较短，以及其与恒牙胚的特殊关系，除非流血不止或者松动到有脱落迹象，一般急诊不做特别处理，门诊就诊即可。

我们以恒牙外伤为例做简单介绍。牙外伤常见的原因包括了摔倒、暴力行为、交通事故、运动等能够对牙齿硬组织造成损伤的各类情况。牙外伤又可分为：震荡、折断、脱位。

一旦遇到牙外伤，如何处理呢

（1）牙震荡：无须治疗，可调磨排除咬合接触，定期复查，追踪牙髓活力最少1年，如出现牙齿疼痛、变色等症状则对症处理。

（2）牙折断（裂）：若至急诊，拔除折裂片，视剩余牙体组织情况，门诊择期拔除或牙髓治疗；后期修复。倘若折断片状态良好，可于门诊酌情断冠黏结。

（3）牙脱位（包括嵌入，半脱位和全脱位）：通常需复位；松动明显的患牙，夹板固定2~4周；并进行牙髓治疗；如遇牙根折断或牙周情况差的，择期拔除。全脱位符合再植条件的进行牙再植，夹板固定4周；全身应用抗生素3天及氯己定溶液含漱，牙髓治疗；定期复查。

一旦牙齿脱落，保存方法很关键：牙齿脱位后，立即将其放入原来的牙槽窝位置；如果牙齿已经落地遭受污染，应轻轻用生理盐水或者净水冲洗干净放回原位；不能放回原位的，那就把牙齿置于新鲜牛奶或者生理盐水中，实在没条件，可含在伤者本人口中，并且尽可能的在30分钟内赶到医院（最好不要超过2个小时）；切忌干燥保存，所以千万不要包在餐巾纸、手帕里。

即使我们对脱位的牙齿及时采取措施挽救，但是并不代表牙齿一定可以存活保留，对于咬合关系较差或者牙周条件差的伤牙，视情况有时直接就不予保留。此外，口腔卫生习惯及牙齿使用很重要，尽量避免伤牙进食及二次创伤，避免辛辣刺激饮食，严格做好口腔卫生清洁工作，伤牙使用软毛牙刷刷牙，遵从医嘱，定期复查。

总而言之，牙齿撞伤或撞飞，皆存生机。当然，牙齿不受伤就最好啦！

51 智齿没长出来要不要管

陶　疆　口腔综合科

现在，越来越多的人会关心自己的口腔健康，也有越来越多的人知道"智齿"，这个牙齿"年纪不大，脾气不小"，是造成不少口腔问题的罪魁祸首。

这不，小红知道智齿的危害，早早就计划去拔牙，不料医生说小红的智齿还没长出来，以后拍片观察就好。小红心中疑虑重重，如果不拔掉，这个智齿一旦"发动"难道不会危害口腔健康吗？

到底是医生太轻描淡写，还是小红太杞人忧天？

所有智齿都要拔掉吗

当然不是，智齿拔除是有适应证的。

一般认为智齿是"废用牙"，其承担极少的功能，是可有可无的牙齿，加上智齿治疗的难度很高，如果智齿自身出了问题，或造成周围组织乃至全身出问题时，我们应考虑将其拔除。那么，什么样的智齿一定需要拔除呢？

需要拔除智齿的常见情况

（1）智齿周围的牙龈反复发炎，严重时伴有面部肿胀和张口困难。

（2）智齿本身龋坏，或与邻牙之间容易食物嵌塞。挤压邻近牙齿，导致邻牙移位或者前牙移位。

（3）引发颌骨囊肿或者肿瘤。

（4）引起颞下颌关节不适或影响关节运动。

（5）智齿反复咬伤周围的牙龈或黏膜。

（6）对颌无牙齿，不能形成咬合关系，或者智齿伸长。

（7）影响佩戴义齿或牙齿矫正需要。

另外，有些智齿并不引发上述症状，但由于存在后患，有时医生也建议预防性拔除。所以当患者自身难以明确时，可以咨询专业的口腔医生，让医生帮您做专业的评估。

什么样的智齿不必拔

正常萌出的智齿，与对颌牙有正常的咬合关系，与邻牙有正常的接触，能够发挥咀嚼功能，这样的智齿可以考虑保留。

对于完全埋在颌骨里的智齿，无任何症状时也可以考虑保留。

还有一种特殊情况，当智齿前面的磨牙无法保留时，可以保留智齿，为后续的修复治疗提供可能性。

"没长出来"的智齿怎么办

我们再回到小红的问题。"没长出来"的智齿需要拍X线片评估，一般分为两种情况。

一种是智齿完全埋在颌骨里，这种智齿在没有症状的前提下可考虑保留，但若有症状，如诱发不明原因的神经痛，这时就应该拔除。

另一种情况是，智齿已经从颌骨里穿出，但未突破牙龈，也就是藏在牙龈下面，虽然这种智齿在嘴巴里看不到，但可能已开始滋生细菌，如果X线片提示有阻生，那么医生会建议拔除。

这里提个忠告，女性在备孕前以及肿瘤患者在放射治疗前，应进行严格的口腔检查，包括这种没长出来的智齿是否需要拔除等，需要听从医生的建议，以杜绝后患。

当拔不拔有何危害

需要拔除的智齿如果放任不管，会引发许多问题，包括前面所说的蛀牙、冠周炎、囊肿等，进一步发展还可能会影响全身的健康。虽然有些患者在智齿发炎时，通过自行服用抗菌药物也能消除症状，但只要该智齿还存在，就会反复发炎。而且滥用抗菌药物不仅会引起细菌耐药，还会对胃肠道有不良反应等。

当患者抵抗力弱时，智齿周围的炎症往往难以控制，此时炎症会向周围扩散，引起口腔内或面颊部的瘘口。部分患者炎症可以扩散至颈部甚至胸腔，严重时危及生命。

看完上述问答，估计大多数人的心中都有了自己的答案。事实上智齿的萌出年龄在17~21岁不等，个体差异也比较大，因此在适宜的年龄可以找专业的口腔医生进行智齿评估。如需拔除则尽早拔除，此时不仅拔牙难度较低，患者的修复能力也强，更有助于减少创伤和并发症。总而言之，对于经常引起不适的智齿以及专业牙医建议拔除的智齿一定不能仁慈，否则就会应验一句话：对智齿仁慈，就是对自己残忍！

52 保护牙齿 远离蛀牙

黄正蔚　牙体牙髓科

一口好牙不仅是您形象的加分神器，更是您健康生活的不二武器，只有健康的口腔才能让你笑得更美、吃得更香。

"蛀牙"是病吗

蛀牙，学名龋齿，是细菌性疾病，也是人类最普遍的疾病之一，世界卫生组织已将其与癌肿和心血管疾病并列为人类三大重点防治疾病。不过千万别因为蛀牙很常见就不重视它，蛀牙可以继发牙髓炎和根尖周炎，甚至能引起牙槽骨和颌骨炎症。如不及时治疗，病变继续发展，形成龋洞，终至牙冠完全破坏消失。

不同阶段的"蛀牙"该怎么办

早期发现的蛀牙，简单的补牙就可以阻止它进一步发展，治疗效果好，治疗成本低；如果发展到牙髓炎，那么就要使用根管治疗了，根管治疗术是牙医学中治疗牙髓坏死和根尖感染最有效的治疗手段之一。

如果有拖延症的你还想着再等等，那么越晚治疗所花费的成本就越高，治疗效果也会打折扣。要知道未经治疗的龋洞是不会自行愈合的，其发展的最终结果是牙齿丧失。

如何预防"蛀牙"

对于孩子们来说,窝沟封闭是一种有效地防止蛀牙的手段,只要孩子的六龄牙萌出,就可以去进行窝沟封闭了哦。

当然,最重要的预防蛀牙的方法还是清洁,正确的刷牙和牙线使用方法你了解了吗?

如何正确刷牙

巴氏刷牙法又称龈沟清扫法或水平颤动法,是一种有效去除龈缘附近及龈沟内菌斑的方法,以下颌牙齿为例,刷牙时可以先从磨牙区颊侧面开始,选择软毛牙刷,将牙刷与牙长轴呈45°角指向根尖方向,将牙刷毛放在牙根和牙龈交界处,两三颗牙为一组,用轻柔的压力,使刷毛在原位作前后方向短距离的水平颤动10次,期间可以有拂刷动作,示范,到舌侧,前牙区,将牙柄竖起,刷头后部刷毛接触龈缘,自下而上拂刷,咬合面的刷法,将牙刷毛指向咬合面来回刷。

牙线棒的使用方法

（1）牙线棒的牙线部分对准牙间隙,然后左右移动,慢慢滑进牙缝。注意动作要慢,不要强行进入,否则可能损伤牙龈。

（2）由牙齿邻面最贴近牙龈的地方开始,把牙线紧贴其中一边牙齿邻面,令牙线成为"c"形,轻轻上下拉动牙线清洁该牙齿邻面。

（3）然后把牙线紧贴另一边的牙齿邻面,使用同样方法操作。

（4）完成后,将牙线棒轻轻滑出牙间隙。

（5）清洗牙线棒,然后清洁其他牙齿。如果牙线棒的牙线已经散开,需要换新的牙线棒。

53 牙齿修复方法大比拼

徐 晓 口腔第一门诊

医生手记

一日,李小姐匆匆赶到诊室,焦急地说道:"徐医生,我刚才不小心磕掉了一部分门牙,严重影响了颜值,明天就要去拍婚纱照了,这可如何是好?我的一个朋友也有相似经历,据说牙齿修复没有十天半个月不可能完成,这是真的吗?我不求'精装修',是否有'速成'的补牙方式?"

听着李小姐的连连发问,我仔细检查了她的牙齿状况,安慰道:"别着急,复合树脂修复可以完成你的心愿，只要稍加注意，顺利度过明天没问题。但这种修复方法强度不足，要想延长使用时间，还需全瓷牙'出马'。"经复合树脂修复治疗后，她的牙齿"完好如初"。

牙齿修复有复合树脂修复、贴面修复、烤（全）瓷牙修复、嵌体修复等方法。患者可根据牙齿缺损大小、是否牵涉牙神经、美观度要求等不同情况，结合医生的建议，选取适合自己的修复方式。

复合树脂修复

复合树脂由树脂基质和无机填料组成，修复操作简单、迅速，适用于牙体缺损面积较小者。其修复材料颜色较多，能很好地模拟天然牙的外观与颜色，几乎看不出修复的痕迹。

不过，复合树脂修复材料对牙髓刺激性大，且与天然牙相比，其硬度、强度尚不足，随着时间的流逝，修复体可能会出现老化、变色。过去，临床上常用银汞合金（汞和含银、铜等的合金粉研磨调制成的特殊合金）对美观要求较低的后牙进行修复，如今，为减少重金属对人体的损害，复合树脂已逐步替代银汞合金，成为临床上常用的牙齿修复材料。

贴面修复

贴面修复是在磨除少量牙的基础上，通过计算机摄影或牙齿模型等方式，由专人设计、加工与患者牙齿缺损形态相对应的牙面瓷薄片，并采用黏结材料，将修复体黏结在患牙上，最后进行调整、抛光，以修复牙齿缺损，遮盖变色等缺陷。

贴面修复的优点是牙体组织磨除量少（磨除牙齿表面0.3~1毫米的牙釉质），不伤及牙髓，能起到美化牙齿的作用，适用于牙齿缺损较小、牙缝较大、牙齿轻度歪扭、牙齿形态异常的患者。另外，瓷贴面的色泽可调配至与天然牙相似，颜色稳定，在对牙齿表面无缺损或缺损较小的变色牙进行修复时，可以达到美白牙齿、改善外形等理想效果。经贴面修复后，患牙与正常牙外观无异，美观度高。

但由于贴面修复所使用的修复体（瓷薄片）非常薄，对材料的要求高，操作精细复杂，治疗成本也相应较高。另外，瓷贴面脆性大，患者在日常饮食中应尽量避免咀嚼硬物，以免崩瓷。

烤（全）瓷牙修复

烤（全）瓷牙是恢复牙齿缺损、兼顾功能和美观要求的修复方式，是覆盖全部牙冠表面的修复体，适用于牙齿缺陷（如牙列不齐、牙缝过大、四环素牙、畸形牙、氟斑牙、变色牙、黄黑牙、牙齿缺失等）较大，以及防止根管治疗后牙齿折裂者，也就是人们常说的"牙套"。

烤（全）瓷牙由内冠和釉面瓷层组成，内冠又有金属与全瓷的分别，由金属内冠制作而成的称为"烤瓷牙"，由全瓷内冠制作而成的称为"全瓷牙"。

在安装烤（全）瓷牙前，患者还须接受牙齿缺损部分的修补"工程"。牙体缺损过多者，除进行根管治疗外，还需在根管中"加入"纤维增强型树脂根管桩（简称纤维桩，如同水泥柱中加装的钢条），在此基础上，用复合树脂进一步修复，以增加修复体的牢固程度。安装时，还需为患牙"瘦身"，为烤（全）瓷牙"安家落户"留有一定空间，以便将其"套在"磨小的牙齿上。

由于烤瓷牙的内冠为金属质地，可能会有少许颜色透出（在灯光下可表现为青灰色），牙齿颈缘更明显，影响美观度。此外，金属内冠还会对患者日后行CT、磁共振检查的成像结果产生不同程度的影响。

相比烤瓷牙，全瓷牙色泽更接近天然牙，生物相容性更佳，佩戴更舒适，且影像学检查结果不受其影响。但是，全瓷牙一般较烤瓷牙厚，在安装前，常需磨除更多的正常牙体组织。而且，由于制作全瓷牙需要用到更特殊的工艺和更先进的设备，用全瓷牙进行修复的治疗成本高于烤瓷牙。

嵌体修复

嵌体是嵌入牙体窝洞内部，以恢复缺损牙的形态与功能的一种修复体。部分嵌入牙冠内、部分高于牙面的嵌体称为高嵌体。嵌体修复常用于龋齿等活髓牙（牙髓神经、血管功能正常）；牙体缺损面积较小者，可以选择高嵌体修复。

与复合树脂修复相比，嵌体修复的硬度、强度、固位效果更佳。与烤（全）瓷牙修复相比，嵌体修复的牙体预备量较少，能保持牙齿外形的完整，减少对牙髓、牙周刺激，保留更多的牙体组织。牙体缺损范围较大者，更适合采用烤（全）瓷牙修复。

嵌体和传统的补牙不同之处在于，普通充填治疗一般以银汞合金、光固化复合树脂等在口内完成修补，整个过程受唾液、口腔内操作空间受限等影响，补牙材料寿命不长，易发生脱落和继发龋。而嵌体的制作是在口外完成的，可以很好地还原牙齿外形与功能，不仅与患牙密合性佳，高度贴合，也不会破坏与邻牙的邻接关系，减少食物嵌塞，容易清洁，不易发生继发龋，有利于牙周健康。

特别提醒

不同修复方法、修复材料各有优缺点，并非越贵越好，应根据个体缺牙情况、口腔黏膜状况等综合评估，选择最合适的治疗方案。治疗后并非万事大吉，患者需牢记牙齿修复后的保养要点，如保证口腔清洁，尽量避免频繁咬硬物、食用刺激性强的食物等，以延长修复体的使用寿命。

除复合树脂修复可以"一次性"完成外，贴面、嵌体、烤（全）瓷冠修复均需经历取模、加工、制作、调试、黏结、抛光等一系列过程，有时须增加就诊次数，进行多次调试。

 54 口腔内有烤瓷牙能做磁共振检查吗

孙　琦　董敏俊　放射科

口腔医学是近年来发展迅速的学科，不仅极大改变了人们的社会生活，也促进了口腔修复技术的发展。在临床工作中，经常有患者询问，"医生，我嘴里有烤瓷牙，请问还能做磁共振（MR）检查吗？"。这个我们需要具体问题具体分析。

磁共振成像可以清晰地显示组织的解剖结构。随着磁共振成像检查技术的发展，更多的新技术应用于临床，磁共振成像在口腔颌面部的应用越来越广泛，一方面能更好地显示口腔颌面部病变组织形态的变化，另一方面用于辅助鉴别诊断、评价磁共振成像新技术在口腔颌面部的应用及研究方向。

戴金属烤瓷冠的人群在进行磁共振成像检查时最大的问题是会产生金属伪影。伪影可以表现为图像的变形、重叠、缺失、模糊等，并造成图像质量下降甚至无法分析，有时也可能掩盖病灶造成漏诊或者出现假阳性病灶造成误诊。各种口腔金属材料通过影响磁场的均匀度均可在磁共振成像过程中产生磁敏感伪影，金属材料一般可分为3类：铁磁性金属，顺磁性金属和抗磁性金属。铁磁性金属产生伪影的程度大于非铁磁性金属。金属伪影的大小主要与金属物体的材质、数量、大小、形状、位置相关，磁共振成像的扫描序列与扫描参数等相关。根据以往的文献报道，在口腔内可植入的各种修复材料中，镍铬合金与钴铬合金为铁磁性金属，产生的伪影影响最严重，而纯钛为非铁磁性金属，产生的伪影影响相对最小。随着口腔修复体材料的发展，近年来氧化锆全瓷冠因其具有良好的生物相容性、较高的美观度和坚固度，被患者广泛接受，同时其MR检查时产生的金属伪影也是最小的。

从患者考虑，进行MR检查时拆除口腔内存在的金属修复体或其他固定金属物体，一方面造成患者的诸多不便，另一方面给患者带来了经济损失。所以，目前不管是哪种金属材质的烤瓷冠牙，都是可以进行MR检查的。但是，值得注意的是，由于不同材质产生的伪影大小不同，口腔修复选择何种材料也需要考虑；同时，需要结合具体的扫描部位，比如远离口腔的部位，是完全可以放心检查的。但是，如果是口腔颌面部MR检查，就需要判断产生的金属伪影是否会对疾病的诊断形成干扰甚至导致误判。比如，邻近修复体的舌、牙龈或颊部软组织病变是可能被金属伪影掩盖的，这使磁共振在口腔部位相关疾病的扫描受到一定程度的限制。当然，随着影像技术的发展，新的技术可以把金属伪影的干扰进一步减低。

所以，口腔内有烤瓷牙是完全能做MR检查的。当金属伪影干扰影响诊断时，影像技师会根据实时扫描的图像判断是否会影响图像质量而给予继续扫描或即时停止的判断。

反复种植失败，或是种植窗出错

索　伦　辅助生殖科

近年来，辅助生殖技术不断发展，但目前单次胚胎移植的临床妊娠率仅为30%~40%，反复种植失败是无数患者的"噩梦"。子宫内膜容受性和胚胎质量是不孕患者不得不翻越的"两座大山"。随着胚胎实验室技术的发展，胚胎质量已有了保障，越来越多的子宫内膜容受性评估手段逐渐进入大众视野，子宫内膜容受性分析技术（ERA）就是其中之一。

移植"逢时"，才能成功

在辅助生殖治疗中，一个胚胎要想发育成健康胎儿，"播种"讲究择时：即在胚胎发育至最佳阶段时（一般为第3天或第5~6天），在厚度适宜（8~12毫米）的子宫内膜上"安营扎寨"。否则，即使是优质胚胎，也可能因"不逢时"而导致治疗失败。

女性的子宫内膜会随月经周期发生而变化。子宫内膜容受性是指子宫内膜对胚胎的接受能力，胚胎只有种植在容受期子宫内膜，才能实现着床和妊娠。"种植窗"是指子宫内膜具有容受性、允许胚胎种植继而妊娠的最佳时间。通常情况下，月经周期规律者的新鲜胚胎"种植窗"为取卵后的3~5天，月经周期不规律者的"种植窗"需要通过定期监测排卵及子宫内膜厚度变化而确定。但不少患者的"种植窗"可能较常规时间发生提前或延后。移植时间与宫内环境"错位"，往往会造成治疗失败。

一般而言，同一患者若连续3个治疗周期均可获得优质胚胎，但移植后均发生着床失败，在排除患者生理结构异常、免疫因素及基因因素后，即应怀疑与"种植窗"相关。

ERA助力移植时机测算

如今，随着基因检测技术的发展，特别是二代测序技术的临床应用，ERA逐渐被应用于临床。ERA通过提取子宫内膜的RNA，利用二代测序技术分析与子宫内膜容受性有关的基因表达情况，从而明确子宫内膜的容受性状态，并提供经测算的子宫内膜最佳容受时间。

值得注意的是，ERA尚未大规模应用于临床，其有效性还有待更多的数据积累。此外，ERA只能解决胚胎移植的"择时"难题，不能解决胚胎能否"成人"的另一个关键——"择地"问题。子宫内膜就像广袤的大地，既有肥沃的土壤，也有荒芜的沙漠，并非每一寸"土地"都适合胚胎生长发育。然而，当胚胎进入宫腔后，它常"四处游走"，对栖息地的选择有随机性。因此，患者应理性看待这一检查。

专家提醒

胚胎植入是一个复杂的过程，成功妊娠由胚胎质量和子宫内膜容受性共同决定。ERA技术并不能解决所有反复种植失败的问题。患者首先须明白，ERA技术有效的前提是，患者的子宫内膜存在最佳移植时机，但由于技术限制而难以精准判断，需要ERA"出马"。然而，部分患者反复种植失败的原因可能为胚胎因素所致，还有些患者的子宫内膜状态极差，根本不适合胚胎种植，当然也就不存在所谓的"种植窗"了。

56 人工授精和试管婴儿傻傻分不清？一、二、三代到底哪个好

王 瑶 辅助生殖科

不孕症在医学上的定义是一年以上，未采取任何避孕措施，性生活正常，却没有怀孕。主要分为原发不孕及继发不孕。原发不孕指的是从未怀孕；继发不孕指的是曾经怀孕以后不能怀孕。不孕的原因包括女性原因和男性原因。

我们目前做的辅助生殖是指采用医疗辅助手段帮助女性怀孕，包括人工授精和试管婴儿。下面让我们一起来了解一下两者的区别吧。

人工授精

人工授精指的是采用非性交的方式将精子递送到女性生殖道中使女子受孕，简单来说就是先将精子进行洗涤分离处理，提取优质精子，再注入子宫腔内。

需具备条件：

（1）有正常排卵。

（2）卵泡发育正常。

（3）输卵管通畅（至少一侧）。

（4）子宫发育正常。

（5）男性精液正常（可有轻度弱精症）。

（6）只有排卵、拾卵、运卵都正常才能人工授精，同时男性性功能障碍（同房障碍）也适合。

主要操作两个方面：

（1）促排卵（帮助卵泡发育）等待合适的时机。

（2）将优选过的精子注入子宫腔内，所有的授精方式是在体内完成。

试管婴儿

试管婴儿技术：又称体外授精-胚胎移植，就是用人工方法让卵子和精子在体外受精并进行早期胚胎发育，然后移植回母体子宫内发育而诞生的技术。可简单地理解成由实验室的培养皿替代了输卵管的功能。

适应证：

①排卵障碍。

②精卵结合的障碍。

③子宫内膜异位症。

④不明原因不育。

⑤免疫性不育等。

一代、二代、三代试管婴儿技术

一代试管婴儿技术，其实就是把精子和卵子放在一起，让其自己结合发育成胚胎，是女性原因不孕的福音，解决了女性输卵管问题和排卵障碍问题。

二代试管婴儿技术就是在显微镜下完成单精子注入卵母细胞内的操作，使之发育成胚胎再移植进入女性子宫内继续发育，对严重少精、弱精、畸精子症以及精卵不结合的患者是个很大的福音。

三代试管婴儿技术在二代基础上形成胚胎，进而对其进行检测，是否携带有遗传病基因，选择优质的胚胎移植回女性子宫内，实现优生的原理。目前科学手段能够检测的包括明确诊断的单基因遗传病和染色体平衡易位数百种，需要至遗传门诊咨询疾病是否可用三代做胚胎着床前阻断。

试管婴儿一、二、三代通俗的可理解为：一代属于精卵"自由恋爱"，二代属于"包办婚姻"。其实从技术上是没有高低之分的，只是三种技术的适应证不同，适用于不同情况的人群。

辅助生殖的成功率到底高不高呢? 据统计, 35岁以下患者移植胚胎后的成功率理想, 40岁以下患者移植胚胎后的成功率也比较理想, 而42岁以上患者的成功率就不理想了。这一点上, 是要提醒患者注意的, 年龄与卵巢功能、试管的成功率是成反比的, 年龄越大成功率越低!

希望所有备孕夫妻好孕相伴。用积极乐观的心态孕育健康宝宝!

57 PET/CT究竟检查什么? 有哪些注意事项

朱肖淳　核医学科

现在越来越多的患者会进行PET/CT检查, 但是大家对于PET/CT究竟是一个怎样的检查、如何检查以及临床应用并不了解, 甚至对PET/CT有一定的恐惧。

PET/CT在国外一些发达国家已应用近30年, 其放射性核素和X线所产生的辐射都在安全范围内, 所采用的显像剂是构成人体生命的基本元素, 检查十分安全, 无毒性、过敏等不良反应。

PET/CT即正电子发射断层-X线计算机断层显像, 能早期诊断肿瘤等疾病。PET/CT通过一次检查即可快速获得全身影像。

检查原理是由于肿瘤细胞代谢活跃、增殖旺盛, 摄取显像剂能力是正常细胞的数倍, 形成图像上明显的浓集点, 即可发现其他影像学不易发现的微小病灶。

PET/CT一次扫描能可分别获得PET、CT及两者融合的全身各个断面及三维图像, 可直观地看到病变在全身的受累部位、分布情况, 并一定程度明确病变的良恶性且安全无创, 一次扫描时间约20分钟。

检查须知

检查所用的正电子药物需当天生产, 且半衰期短, 需按照约定时间准时接受检查。

目前临床使用最多的药物为^{18}F-FDG, 为葡萄糖类似物, 因此PET/CT检查当天禁食4~6小时, 可饮白开水。

糖尿病患者禁服降糖药及注射胰岛素; 心脏检查可进清淡饮食, 但须在前两天内禁饮咖啡、茶及酒精类饮料, 停服氨茶碱类及其他扩血管类药物(特殊情况请遵医嘱)。

此外, 还会有接诊医师对患者进行问诊, 请详细介绍诊疗经过, 并尽量提供全面的病历。

注射药物后需安静休息50分钟或以上，候诊期间避免精神紧张、情绪激动，勿与他人交谈、走动，勿咀嚼，不得使用手机，显像前需排空小便，切勿将尿液滴到衣物或皮肤上，以免影响诊断结果，由于检查耗时较长，要求检查者要有一定的耐受力，部分患者视情况可能需接受延时显像，检查结束后请在指定休息区继续等候。

有些患者担心药物辐射。正电子药物基本半衰期都较短，以^{18}F-FDG为例，^{18}F-FDG为人体生命代谢所必须物质的类似物，且半衰期短，仅为两个小时，也就是说两个小时以后体内的药物就会减少一半。

检查之后患者大量喝水，多排尿就可以加快药物的排泄。24小时之内尽量与孕妇和儿童保持一定距离，24小时以后药物基本衰变代谢完全。

因此PET/CT是一项安全无创且有相当临床价值的核医学检查。

核医学为什么可以治疗甲亢

杨丽雯　核医学科

近年来，许多患者在临床确诊了甲状腺功能亢进症以后可能会被建议来核医学科进行治疗，他们中的很多人都会问我，为什么甲亢需要来核医学科治疗呢？核素治疗的原理是什么？它的治疗过程又是怎么样的呢？

甲状腺是人体的一个重要的内分泌腺体，它就像一个工厂一样，其主要同要功能就是通过摄取食物中的无机碘来生产甲状腺素，用于调控代谢和生长速率，同时调节其他的身体系统。甲状腺功能亢进的患者，就代表他（她）的这个"工厂"规模太大了，其大量地摄取碘来生产甲状腺激素，从而导致甲状腺肿大、突眼、基础代谢增加和自主神经系统失常等临床症状。

一般来说，想要治疗甲亢有3种方法，内科抗甲状腺药物治疗、核素^{131}I治疗以及外科手术治疗。抗甲状腺药物治疗就相当于在甲状腺素生产的过程中去干扰它，从而抑制甲状腺素的合成，这种方法是比较温和的，但缺点是疗程较长，通常需要规范治疗1~2年，而且容易复发，并且可能引起肝、肾功能及造血系统的损害。所以有的患者在内科治疗中发现肝、肾功能异常或粒细胞减低时，就会被建议行核素治疗。

相比于内科治疗，核素治疗就比较"简单粗暴"，是通过放射性碘来进行治疗的。已知碘是甲状腺的重要原料之一，且甲亢的患者会大量地摄取碘，因此直接让患者口服一定量的^{131}I，它会被直接摄取到亢进的甲状腺内，通过其放射性破坏一部分的甲状腺细胞，相当于直接把工厂的规模砍去一部分，使剩下的部分维持正常的甲状腺功能。其优点就在于简单便捷，并且不会引起肝、肾功能及造血系统的损害。但同样存在缺点，其治疗后出现甲减的概率较高，需要终身服用甲状腺激素替代治疗。

手术治疗的原理与核素治疗相仿，都是通过缩小甲状腺这一"工厂"的规模从而达到治疗甲亢的目的，其缓解症状迅速，但会有手术创伤，个别情况下还可能造成喉返神经受损。

因此，甲亢患者一般在出现以下情况时可以考虑进行核素治疗：肝功能异常、粒细胞减少不适合继续内科治疗时；抗甲状腺药物过敏；抗甲状腺药物治疗后复发；手术治疗后复发或不愿意手术者等。对于需要进行放射性碘治疗的患者，则需要停用抗甲状腺药物1~2周，忌碘饮食，治疗前需进行甲状腺功能、肝肾功能以及血常规检查，检查当天则需要空腹以利于碘的充分吸收。治疗后则应该遵医嘱注意休息及饮食，定期复查。

了解了这些，则会对核医学科有了更深刻的了解，对疾病的治疗也有了更多的信心，更好地去配合医生。

59 口臭患者，你查过幽门螺杆菌吗

潘懿范　核医学科

口臭，顾名思义，指从口腔中散发出的臭气，多表现为呼吸时有明显气味，刷牙、漱口，抑或使用清洁剂均难以消除，往往严重影响了人们的社会交往和心理健康。

虽说口臭是由口腔内散发而出，但它不光由口腔疾病引起，不单指一种独立的疾病，而是许多疾病共有的一种症状。引起口臭的原因包括口源性口臭、生理性口臭及精神心理因素等。

其中，由于幽门螺杆菌感染所导致的口臭需引起人们的重视。

幽门螺杆菌是一种螺旋形、微厌氧，能在强酸性环境中生长，常寄生于人体胃的幽门部位。全世界有多半人口感染过幽门螺杆菌，它是人体最常见的细菌病原体之一。

由于幽门螺杆菌主要通过唾液传播，国人没有分餐饮食习惯的原因，我国的

人口感染率较高，为42%~64%，成人和儿童均可经口感染此菌，并有明显的家族聚集现象。

人体感染后可无明显症状，也可表现为口臭、腹胀、腹泻、反酸、呕吐、消化不良、贫血、体重减轻等一种或多种症状。随着对幽门螺杆菌研究的逐渐深入，人们发现其与消化系统疾病的关系相当密切，例如胃炎、消化道溃疡、胃癌、淋巴增生性胃淋巴瘤等。因此，对幽门螺杆菌的积极检测及诊疗意义重大。

目前幽门螺杆菌的检测方法主要分为胃镜、抽血及呼气试验3种。

胃镜检查是通过内镜直接钳取胃黏膜组织来进行检测。该方法简便快速，但属于侵入性检查，患者需要承受插镜痛苦，而且若幽门螺杆菌呈灶状分布，未累及活检局部组织，易导致漏诊。故没有胃癌家族史及胃癌早期症状的患者不推荐此检查法。

呼气试验是目前幽门螺杆菌检测最先进的非侵入性方法，其通过采集患者呼出的气体，分析与正常人呼出气体成分间的差异来诊断疾病。检查者只需空腹2小时以上，口服一粒胶囊25~30分钟后吹气，就能诊断是否感染幽门螺杆菌。此方法灵敏度高、重复性好、方便快捷、无创无害、无痛苦、无交叉感染，适合大部分受检者。

由于幽门螺杆菌与口臭具有很大的相关性，而幽门螺杆菌的高感染率及高致病率亦逐渐引起人们的高度重视，故建议被口臭所困扰的患者选择合适的方法排除幽门螺杆菌的感染。

60 做PET/CT检查的"三个不能急"

刘平安　马玉波　核医学科

PET/CT检查是近些年新兴的一种检查方法，它是一次进行全身功能和解剖断层显像检查，是早期诊断恶性肿瘤最灵敏的方法之一。可以鉴别良性与恶性病变，为下一步的治疗提供依据，除了发现原发部位病变外，还可以发现全身各部位软组织及骨骼有无转移，有助于肿瘤的分期，能够为肿瘤治疗提供全面的帮助。

然而，一些患者得知自己可能患有肿瘤疾病，迫切希望尽快明确病情，想尽快完成PET/CT检查，能够及早得到有效治疗，其焦急心情可想而知，俗话说"心急吃不了热豆腐"，PET/CT检查也是一样的，做PET/CT检查，不能太着急。PET/CT是一项复杂的检查方法,需要患者和医疗部门密切配合,才能高效完成检查,得到最佳的结果。

第一个不能急,检查时间不能急

PET/CT检查根据不同的检查目的使用不同的显像药物,这些显像药物在体内经过吸收,到达病灶,从而利用PET/CT仪器探测到这些病灶。就以最常用的FDG来说,需要患者在检查前进行禁食4~6小时,避免剧烈运动,有糖尿病的患者还要提前控制好血糖水平,防止一些不必要的因素干扰检查结果。因此通常需要到PET/CT检查部门预约检查时间,根据患者情况安排检查时间。如果匆匆忙忙,不做充分准备,随到随查,不可避免会造成一些干扰因素,影响检查结果。

第二个不能急,检查候诊不能急

首先到达PET/CT检查部门,一般会有医生详细询问病史,查看患者之前的病史记录、影像学检查等,有些患者不理解,心想我来就是让你们查出我的病情,干嘛还要问我呢,这不是浪费时间嘛,其实这是一个认识误区,因为病情是不断变化的,同样的疾病影像表现不完全相同,同样影像表现可能是不同的疾病,这就需要医生了解相关的疾病发展过程,便于进行综合分析。其次,注射显像药物后,通常需要一个小时的时间让病灶充分吸收药物以达到最佳显示效果,也不能因为心情焦急,随意缩短等待时间。并且此期间为了避免其他组织的过多摄取,一般还要患者保持安静,不要随意聊天,走动。因此检查部门通常会提供一个安静舒适的环境,以利于检查的准备。

第三个不能急,等待检查结果不能急

患者经过这么长时间,终于等到PET/CT检查完成,有些患者就急不可耐地想了解检查结果。这个也是不能急的。通过前面漫长的准备、检查过程,最后生成上千张检查图像,大概几百兆的数据,这不是检查的结束,而是从图像分析得出有意义结果的真正开始。接下来需要有经验的影像医师逐步分析每张图像,发现每张图像中的异常变化,经过判断、分析,得出准确的检查结果。这个过程需要医生花费一定量时间辛苦认真地工作。所以通常不会在检查结束即给出检查报告。另外,为了保证检查结果的准确,通常还需要另外的医师复核检查结果。所以,检查结束后需要一段时间后才能拿到完整的检查报告。

PET/CT检查是一个安全、全面、准确的检查方法,为了达到最佳的检查效果,最大限度地发挥PET/CT效能,需要医患密切配合,合理安排。患者一定要保持良好心态,配合医生完成PET/CT检查,尽早明确病情,得到有效的治疗,才能尽快恢复健康。

"痘"过不留痕？痤疮痘印及痘坑的激光光电治疗

刘　滢　林晓曦　激光美容科

恼人的痘痘总算不长了，却留下了难看的痘印和痘坑，痘印和痘坑有什么区别？有什么应对办法呢？

痘印

常见的有两种：红色痘印和黑色痘印。

（1）红色痘印：主要是炎症免疫反应导致真皮毛细血管扩张或增生，使得皮肤产生一些红色印记。大部分的红色痘印通常1~3个月内便可自行消失；如果很长时间都没有消退，是因为毛细血管受到巨大刺激，扩张过度，丧失了收缩能力。建议可通过强脉冲光（intense pulsed light，IPL，俗称光子嫩肤），以及脉冲染料激光（pulsed dye light，PDL）治疗。强脉冲光和脉冲染料激光作用于毛细血管中的血红蛋白，在很短时间内使血管壁破坏，然后被组织吸收，从而实现消除红色痘印的目的。

在红色痘印消退期要特别注意防晒，防止红色痘印组织内部黑色素细胞受到紫外线的刺激，异常增生，沉积在表皮或真皮层，从而形成黑色痘印。

（2）黑色痘印：一旦形成，比红色痘印消退困难。

激光对于黑色素的狙击能力是很强劲的。最常用的激光是强脉冲光（俗称光子）、调Q开关激光（例如皮秒激光）或点阵激光等。强脉冲光在痤疮的治疗中有着重要的作用，它的波长涵盖了400~1200nm这个波段，对色素、血管病变具有综合治疗作用，不仅可以促进红色痘印消失，还可以针对黑色素以及皮肤中的胶原，达到加速痘印消失、控制痤疮炎症以及提升肤质的作用。

痘坑（痤疮后凹陷性瘢痕）

比起痘印，被青春吻过而留下的永久印迹是痘坑。痘坑的本质是萎缩的凹陷性瘢痕，是由皮肤深层的炎症、创伤引起的胶原缺失以及深部粘连而引起。

痤疮后凹陷性瘢痕主要分为三大类：冰锥样瘢痕、箱车样瘢痕和滚动型瘢痕。

目前治疗痘坑较为有效的方法主要有点阵激光、点阵射频、微等离子体等的光电治疗。通过选择性的光热作用及胶原重塑来发挥皮肤的新生、重建作用。

（1）点阵激光：是治疗瘢痕的金标准。点阵激光在皮肤上形成了微损伤区，这些微损伤区在修复的过程中产生胶原蛋白，实现皮肤重塑，进而改善瘢痕症状，点阵激光修复过程快，不良反应小。

（2）微等离子体：又称电浆，是利用单极射频激发氮气分子，使之等离子化，在皮肤上形成可控的微小孔，能量以点阵形式发射形成"微剥脱区"，色沉风险小，更适用于较深肤色的患者。

（3）微针射频：是利用微针携带射频能量在真皮层加热，促进胶原纤维的再生。修复期短（1~2天），色沉风险也较小。在点阵激光或者微针治疗过程中，还可以加入透皮给药技术，利用正在开放的通道给予生长因子等加强疗效。

一般而言，痘坑治疗后皮肤需要1周左右的结痂恢复期。并且由于胶原的再生是一个比较缓慢的过程（1~3个月完成），所以需要多次的光电治疗才能达到理想的效果，这就需要患者有足够的耐心，期待着风雨过后的美丽彩虹。

看完这些，希望被痘印、痘坑困扰的你，不再盲目寻找治疗出路，让青春只要美颜不要痘，彻底告别恼人的痘印、痘坑！

62 叮！您有一份强脉冲光（光子嫩肤）的说明书待查阅

吴翔磊　张　振　激光美容科

在激光美容科门诊，医生每日都会遇到求美者关于改善"痘印""红血丝"及"肤色暗沉"等诉求，在大多数情况下，随之给出的治疗建议是"光子嫩肤""强脉冲光"或"BB光"等。那么这些技术究竟是什么？为什么有这么多不同的名称？如何才能获得最优化的疗效？

光、强脉冲光和激光

深入了解"强脉冲光"之前，首先需寻根溯源搞清楚光的特性以及它跟光之间的关系。我们从中学物理课学习到光是一种处于特定频段的光子流，光子是它的基本单位。从某种意义上讲，光的波长就是它的身份证，肉眼可见的光波长在390~780nm，而平时防晒产品所抵御的紫外光波长为10~400nm。

激光是受激发后释放大能量的光，光谱非常窄，不同的波长有特殊针对的靶基，譬如医学美容用来治疗色斑的激光器通常使用的是532nm、755nm以及1064nm波长的单色激光。概括特征就是"窄谱""高能"。

强脉冲光是以一种强度很高的光源经过聚焦和滤过后形成的一种宽谱光，它的光谱通常是400~1200nm的，位于可见光与近红外线部分的光波，通过不同的滤波片组合来解决相应的皮肤问题。特征也可以概括为"宽谱""多效"。

不是很准确但更简单易懂地把"激光"和"强脉冲光"理解为"单一维生素（如维生素C、维生素B）"和"复合维生素"，前者可以精准高效地针对某一特定问题，如色斑；而后者则提供了一个综合的治疗方案。

强脉冲光有什么用途

强脉冲光这个名称对刚接触医学美容的求美者可能还有些陌生，由于它在皮肤美容、改善皮肤质地方面有着稳定而卓越的表现，因而早期该技术根据其"嫩肤"的功效被称俗称为"光子嫩肤"。

市面上的强脉冲光设备有很多种，譬如前面提到的"BB光"就是一款强脉冲光设备的名称。此外，某些英文缩写如OPT（optimal pulse technology，优化脉冲技术）则指的是一些强脉冲光设备所使用的特定技术，并不是设备名称。

强脉冲光设备的多种滤波片对应不同的"靶子"，譬如420nm滤波片主要针对的是细菌，因而可以治疗痘痘（痤疮）；560nm、590nm滤波片针对血管和黑色素，主要用来"扫红打黑"。医师选择其中一个或几个"功能模块"，就可以对患者的皮肤问题实现"个性化""针对性"的治疗。

祛痘及痘印：通过杀灭痤疮丙酸杆菌来控制痘痘，淡化黑色痘印（色素沉着）和红色痘印（炎症）。

痤疮的发病机制复杂，强脉冲光通常是辅助或者二线治疗手段，但也有研究报道指出单用强脉冲光就能对痤疮起到良好的治疗效果，需要具体情况具体对待。

褪红：通过破坏血管进而改善玫瑰痤疮、面部红血丝、瘢痕充血等。

淡斑：针对黑色素颗粒产生破坏从而淡斑、美白。

虽然祛斑治疗目前仍以激光为首选，但是在特定情况下强脉冲光也是非常适合的治疗方法，需要在医师的诊查后给予相应的建议。

脱毛：目前激光仍是脱毛治疗的首选方案，强脉冲光的效能有待提高，但是在强脉冲光治疗后获得毛发的减少也是不错的额外收获。

皮肤年轻化：强脉冲光可以到达皮肤较深的层面从而刺激胶原纤维和弹力纤维的再生，多次治疗后可以获得一定程度的嫩肤、紧肤、收缩毛孔、提升紧致效果，是皮肤年轻化的重要技术。

划重点：需多次治疗！

此外，目前没有证据指出强脉冲光会影响皮肤正常的屏障功能，反而一些研究指出该治疗能够通过控制炎症并一定程度上增加皮肤厚度从而对敏感肌肤起到修复作用。

治疗流程及注意事项

术前：强脉冲光是无创的操作，患者清洁面部后涂好冷凝胶就可以开始治疗。

如患者近期接受过暴晒则建议间隔1月后再行光电治疗。如有特殊过敏史（光敏、酒精）请在治疗前告知医师。

术中：医师使用特殊的手具贴住皮肤后启动强脉冲光，治疗中伴有轻到中度疼痛感，绝大多数患者均可耐受，通常不需表面麻醉。

治疗中需要使用几个滤波片（"打几遍"）是医师根据患者的皮肤类型、病变类型及严重程度来综合考虑决定的，千万不要仅凭道听途说就生搬硬套。

术后：因强脉冲光是无创治疗，因此当日治疗后可洗脸、护肤，酌情适当冷敷，无须特殊休养。

治疗后可能出现水疱，通常无须特殊处理即可逐渐自行吸收，必要时可寻求医师帮助。

最后还是要唠叨一句：医学美容的前缀是"医学"，因此请在正规医疗机构进行强脉冲光的治疗。虽然该治疗相对比较安全，但是假冒伪劣机器、非医学人员进行不当操作等因素导致的烫伤、色沉等还是屡屡发生，给求美者带来肉体、精神和经济的三重损害，求美者务必要理智决策。

63 何为美白针？为什么正规医院不给注射美白针

徐　慧　朱玉洁　皮肤科

近日，微博话题"国内的美白针都是三无产品"引起热议。

不少网友提问："美白针打了会有什么不良反应""美容院打美白针是否可行""国内三无产品的美白针到底来自哪里""正规医院的美白方式又是什么"……

美白针是将多种药物混合在一起注射，取名"美白针"。它的部分成分有抗氧化、阻止黑色素形成的作用，对于黄褐斑或者一部分特殊原因而色素沉淀的患者有一定淡化效果，但目前中国没有批准任何美白针产品，正规医院的医生也不会给患者注射美白针。

市面上的注射类美白针产品，轻者会没有效果，重者损伤身体健康。网络上流传的美白针配方有很多，万变不离其宗的是三个主要成分：还原型谷胱甘肽、氨甲环酸（传明酸）和维生素C。

其中，还原型谷胱甘肽常用作保肝药，是一种抗氧化剂，能够和过氧化物及自由基相结合，拮抗自由基对重要脏器的损害，并能阻止黑色素合成，使皮肤美白。

而氨甲环酸，又叫传明酸，很多大牌的美白精华产品中也不乏它的身影，它实际上是一种常见的止血药，能通过一系列复杂的作用阻碍酪氨酸形成黑色素，从而达到美白效果。

最后一个成分是维生素C，这也是强抗氧化剂，能够清除氧自由基，同时它也能抑制酪氨酸酶活性，阻断黑色素形成，并将已经形成的黑色素还原成前体，使皮肤变白。

目前，市面上见到的美白针都没有经过官方批准，是私自夹带进来的，成分复杂。

即使是核心美白成分，也只是听上去很有用，实际上，如果小剂量使用这些药物，它们广泛参与人体代谢，起不到美白效果。如果长期大剂量使用的话，会损伤身体。

比如超量使用谷胱甘肽，会使人出现头晕、恶心，甚至胃肠道黏膜和肾脏损伤。氨甲环酸长期使用，则有可能出现女性闭经，或者促进凝血导致血栓。维生素C虽然是在各种水果里都有的常见成分，过多摄入也会有不良反应，比如头晕、皮肤发红、腹痛腹泻，增加尿路结石风险，甚至还会有齿龈肿胀、出血，出现坏血症等。

在皮肤科门诊里，确实会有患者，在美容院或者私下注射了美白针出现头晕等症状，也有患者出现了比较隐匿的症状比如胃肠道不适或者闭经，患者甚至不一定知道是自己打了美白针而导致的。临床上有很多行之有效的美白方法，这些方法经过了多年的大量临床验证，更加安全。

外用美白产品相对比较安全，临床也有很多方法，比如一些射频机器可以加速外用美白物质的吸收，从角质层渗透，减少黑色素的形成。但是对于疾病性的变黑，不要病急乱投医，还是要到正规医疗机构让医生好好评估一下。

专家建议，大家要放平心态，"白"不是美丽的唯一标准，不要因为追求"速白"而损伤身体。相反，对于有"速白"效果的宣传，反而应该留一个心眼，健康的皮肤才是最美丽的。

64 护理痤疮六要点

夏栩琼　沈征宇　皮肤科

得了痤疮（俗称"痘痘"），除了去医院接受正规治疗外，恰当的生活护理能使痘痘加速消退，并且淡化痘印、痘坑，预防再次产生。

1.适当清洁

如不及时清洁油脂、化妆品、汗水、灰尘等，容易加重痘痘的产生，所以正确的清洁非常重要。日常的面部清洁建议早晚各一次，选择温凉的流动水。如发际线周围长痘，则每天都可以清洗头发；如前胸、后背处也长痘，则建议每天洗澡。

清洁产品的选择上，油性皮肤的人可适当使用硫黄皂或控油洗面奶，出油不多的人选择温和清洁产品即可。注意，不建议每日太过频繁地清洁以及过多使用去角质产品。过度清洁及去角质，会破坏皮肤正常屏障功能，使得皮肤干燥，加重痘痘，严重时还会导致敏感肌。

如果觉得长了痘痘影响外貌，可适当选择用轻薄的、油脂含量低的底妆产品、遮瑕产品来遮盖，但是妆后需要彻底清洁。

2.避免刺激

疫情期间，长时间佩戴口罩会引起反复的摩擦、压迫以及局部闷热的环境，导致皮脂排出不畅、细菌感染风险增加，从而加重口罩区域的痘痘。建议在一些不必要的环境中减少口罩佩戴时间，非特殊行业使用普通口罩即可，并且定时更换新的口罩。

有些人平时喜欢用手挤、压、抠，甚至用针刺、挑等方式处理痘痘。千万要记住，未经消毒的皮肤和器械、不专业的手法、不正确的判断，都可能导致瘢痕和色素沉着的产生，影响美观，造成终身消除不去的遗憾。在一些特殊区域，如鼻根至口角的面部危险三角区内，严禁挤压痘痘，否则其中的细菌容易反流进入颅内血管，严重的可导致脑脓肿、危及生命。

3.加强防晒

长了痘，出行时更要注意防晒，特别是接受过果酸治疗或者口服异维A酸时，皮肤的防御能力薄弱，紫外线照射更易破坏皮肤屏障，增强皮脂腺分泌，从而加重皮肤炎症反应。

同时，紫外线会促进皮肤黑色素合成，导致痘印加速变黑、变深。在防晒剂的选择上，可选质地轻薄的产品，并尽量采取一些自然防晒方法，如遮阳帽或防紫外线伞等。

4.合理饮食

平时需要注意均衡饮食,水果、蔬菜、肉类、水分都应正常摄入。辛辣刺激、油腻、高热量、高糖、高碳水的食物要尽量少吃,尽量避免烟酒、浓茶。

此外,近年来的研究发现,牛奶和其他奶制品,特别是脱脂牛奶,会刺激胰岛素分泌,从而使皮脂腺分泌旺盛,加重病情。所以,经常长痘痘的人群应适当控制牛奶摄入量。

5.作息规律

保持规律的作息是治疗痘痘的重要保障,如睡眠不足、经常熬夜,可能导致体内激素分泌紊乱,加重痘痘。

充足的睡眠休息是健康皮肤的前提和保障,养成良好的作息习惯有助于加速新陈代谢,使痘印加速修复。

6.管理情绪

部分人会因为长痘后"颜值"的降低,影响自己的社交,从而导致心理障碍,严重的甚至会出现焦虑、抑郁等情况。但精神及压力导致的情绪变化也会导致内分泌紊乱,加重痤疮症状,从而形成恶性循环。因此,痤疮患者在生活中可通过娱乐、运动以及倾诉的方法,排解压力,必要时可进行专业的心理疏导。保持良好的情绪、愉快和平的心境,有利于皮肤健康。

总之,痘痘是青春的"礼物",想要摆脱它,我们除了及时就诊,还需要恰当的日常护理。良好的生活护理是皮肤健康的促进剂,保持适度的清洁、防晒,合理的饮食,愉快和平的心境,有利于皮肤保持健康,早日告别痘痘的烦恼。

65 莫名"大小脸",警惕皮肤肿瘤

陈 骏 徐 慧 皮肤科

5年前,正值壮年的李先生偶然发现自己的右侧脸颊长了一个肿块,一开始并没太在意,直到肿块越来越大,"大小脸"的情况逐渐明显,李先生才感觉苗头不对。他四处求医,辗转多家医院,都被告知手术难度高、损伤大。后经病友介绍,他来到上海交通大学医学院附属第九人民医院(简称"九院")皮肤肿瘤专病门诊就医,检查发现,他脸上的肿块是恶性肿瘤,临床上称之为皮肤隆突性纤维肉瘤。

这是一种起源于真皮或皮下组织的低度恶性软组织肿瘤,误诊率极高,主要治疗方法是完整切除肿瘤,辅以放疗或靶向治疗。

但是,这种梭形细胞肿瘤可以不断增殖,有时像八爪鱼样生长,很难完整切除。随着病情的进展,肿瘤发生转移后可威胁生命。因此,肿瘤切除迫在眉睫。

面部解剖结构复杂,精准定位手术范围是关键。术前,九院皮肤梭形细胞肿瘤多学科团队利用CT-MRI三维可视化技术,全方位、立体化"透视"肿瘤情况,精准测量了肿瘤的大小,明确了它与周围神经、血管之间的位置关系,精心设计了手术方案。

术中,医生通过增强超声三维重建和精准定位,为李先生顺利地切除了肿瘤,并最大限度地保留了正常组织,复发率比传统的扩大切除术更低。

特别提醒

如果皮肤表面出现缓慢生长的无痛、质硬、不规则、不易推动的结节,表皮完整,皮肤下方的结节范围超过皮肤表面,患者应警惕其为恶性肿瘤,需及时就诊。

人未老,为何脸上现皱纹

吴品茹 皮肤科

小谢是一名白领丽人,作为公司的业务骨干,她已经习惯了经常出差、缺少睡眠的高压模式。近来,她发现自己眼角出现鱼尾纹,法令纹越发明显,眉间也出现了细小的褶皱。小谢很纳闷:自己还不到30岁,脸上怎么有那么多皱纹了呢?

鱼尾纹、眉间纹、额纹属于动力性皱纹(随面部表情出现的皱纹),是面部表情肌长期收缩的结果(眼轮匝肌收缩产生鱼尾纹,皱眉肌的收缩产生眉间纹,额肌的收缩产生额纹)。若这些皱纹在年轻时就开始出现,主要是因为平时表情比较丰富,如习惯性眯眼、大笑、皱眉、抬眉等。年轻时,皮肤弹性较好,面部动作结束后,皱纹会自然消失。但随着年龄增长,皮肤逐渐老化,这种恢复能力越来越弱,最终变为不可逆的静态纹(没有面部表情时也存在的皱纹)。

法令纹是位于鼻翼边延伸而下的两道纹路,属于重力性皱纹,是典型的皮肤组织老化造成肌肤表面凹陷的现象。肌肤老化松弛和表情过于丰富是法令纹形成的两大原因。有些年轻人法令纹比较明显,主要与遗传、局部脂肪堆积、皮肤松弛度有关。随着年龄增长,皮肤、肌肉松弛逐渐加重,在重力作用下,会逐渐下垂,并发生局部折叠,加重重力性皱纹。

面部皱纹的五大"催化剂"

随着年龄增长,皱纹的出现不可避免,但有些因素会让皱纹提前"光顾"。

(1)熬夜。经常熬夜会使皮肤的调节功能受损,影响皮肤的光泽度,同时也会加快皮肤的衰老速度,容易形成皱纹。

(2)精神应激。经常闷闷不乐,或性格急躁、孤僻的人,常常表现出愁苦、紧张、焦躁的表情,长此以往便产生纵向或横向的皱纹,使人逐渐出现衰老迹象。当今社会生活节奏较快,工作压力较大,紧张状态长期持续会导致身体抵抗力下降,加速衰老,反映在皮肤上便是出现皱纹。

(3)大量紫外线照射。紫外线可影响皮肤中胶原蛋白和弹性蛋白的功能,使皮肤丧失良好的支撑,弹性变差,从而产生皱纹。过度暴晒可造成皮肤全层损伤,使皮肤变干、变薄,失去弹性。

(4)皮肤缺水。皮肤的最外层为角质层,既可以从体内获取水分,也可以从皮肤表面或空气中吸收水分,使皮肤保持适度的含水量。一般而言,皮肤含水量在10%~20%最为适宜;若低于10%,皮肤会显得粗糙、松弛,久而久之,就会出现皱纹。

(5)面部表情过多。人们做的各种面部表情均可引起动力性皱纹。面部表情过多会在一定程度上加速静态纹的形成。

5条妙计,延缓皮肤衰老

(1)坚持健康饮食。平时应尽量避免食用油炸、烧烤、烘焙食物及高脂、高糖食物,这些不健康的食物不仅会影响体内代谢,还会在体内产生自由基等有害物质,影响皮肤健康。摄入充足的新鲜蔬菜和水果,既可以补充体内水分,其中富含的维生素A、B、C还可起到抗氧化、延缓皮肤老化的作用。

(2)保持良好作息。良好的生活习惯和规律作息是延缓皮肤老化的重要环节。长期熬夜会导致内分泌失调,使皮肤暗沉无光泽,还会引起痤疮。规律作息、睡眠充足有助于使身体处于健康状态,保证皮肤有弹性、红润,减少皱纹的出现。

(3)注意防晒。紫外线会破坏胶原蛋白,使皮肤失去弹性,加速皱纹的出现。同时,皮肤暴露在紫外线下,还会产生黑色素,使皮肤变黑、暗沉无光。因此,防晒是延缓皮肤老化的重要环节,需要每天坚持,尤其是长时间在室外活动时及紫外线强烈的夏季。可采用物理防晒(如使用遮阳伞、戴防晒帽等)与化学防晒(涂防晒霜)相结合的方式。

(4)科学护理皮肤。平时应多注意皮肤的保养,不盲目跟风购买昂贵、流行的护肤品，要根据自身肤质选择适合自己的温和、安全、无刺激性的护肤品，以免引起过敏等皮肤问题，损伤皮肤屏障。尽量减少化妆，因为化妆品会对皮肤造成一定伤害，且如果卸妆不及时或不彻底，更易出现皱纹。

（5）补充水分。成人一天的饮水量宜为1500毫升，很多人因为生活节奏较快，饮水量较少，身体水分不足，皮肤自然也会缺水。特别是随着年龄增长，皮肤含水量本已逐渐减少，如果不及时补充水分，更会加速皮肤衰老。日常护肤应包含补水、保湿步骤，可定期使用补水面膜。

盘点医学美容中的"皱纹熨斗"

（1）注射肉毒毒素。肉毒毒素又称肉毒杆菌毒素，是一种神经毒素，局部注射后能阻断神经递质乙酰胆碱的释放，从而阻断神经对肌肉的控制，使肌肉发生麻痹。采用肉毒毒素注射抑制表情肌的活动，可减少动力性皱纹的出现。肉毒毒素对消除面部上1/3的皱纹效果最佳，如额纹、眉间纹、鱼尾纹等。效果一般可维持3~6个月，可重复注射。

（2）注射玻尿酸。玻尿酸又名透明质酸，是人体真皮结构的成分之一。将玻尿酸作为填充物注入真皮皱褶或皮肤凹陷部位（如法令纹），可消除皱纹、改善凹陷处的外观。其优点是注射后即刻见效，无创伤，无停工期。玻尿酸是一种可被人体吸收的材料，除皱效果能维持1~2年，可重复注射。

此外，外用玻尿酸精华液可在一定程度上为皮肤补水，并有助于"锁"住皮肤中的水分，防止水分流失，改善缺水、干燥等皮肤问题，修复细纹，水分充足还能确保皮肤健康，让皮肤更加饱满、紧致。

（3）自体脂肪充填。采用自体脂肪作为充填材料可用于一些重力性皱纹和凹陷部位的充填。由于部分充填的自体脂肪会被人体吸收，若一次充填后没有达到预期效果，可以间隔3个月以上进行再次充填。

（4）光电治疗。通过非剥脱性激光、剥脱性激光、点阵激光等，可以促进皮肤胶原的重塑，改善皱纹。通过射频（包括非侵入性射频、微针点阵射频）加热皮肤深层胶原，使之收缩，也可以在一定程度上改善因皮肤松弛而形成的皱纹。

67 不要让激素气雾剂伤了"声"

诸 慧 王 蓓 药剂科

糖皮质激素气雾剂在临床应用范围广，主要用于哮喘、慢性阻塞性肺疾病、慢性支气管炎等慢性气道疾病,是目前临床上常用的药物。这类气雾剂通过直接作用,起效迅速、使用方便、不良反应少,避免了口服给药的麻烦及其对身体造成的不良影响。

什么是吸入型糖皮质激素

糖皮质激素是机体内极为重要的一类调节分子,它对机体的发育、生长、代谢以及免疫功能起重要调节作用,是机体应激反应最重要的调节激素,也是临床上使用最为广泛且有效的抗炎和免疫抑制剂。

吸入型糖皮质激素是治疗呼吸道慢性疾病的常用药物之一,通过气流被吸入支气管而发挥局部抗炎、平喘的作用。吸入型糖皮质激素比全身应用糖皮质激素的不良反应少,但仍可出现局部不良反应,使用后少量药物会贴附于口腔、咽部,引起念珠菌性口腔炎(鹅口疮)和咽喉炎等局部真菌感染,以及声嘶、发音困难等症状。局部不良反应是长期用药后的常见不良反应,虽然被认为是小问题,但也应引起重视。

为什么使用激素气雾剂需要漱口呢

吸入型糖皮质激素可以直接作用于控制声带张力的随意肌,影响肌肉活动,长期应用也可能会导致声带黏膜充血、干燥。肌肉和黏膜的受损对声带功能造成影响,从而出现声音嘶哑。

长期吸入激素,也可能导致口咽部局部的免疫功能下降,甚至伴有真菌感染,如白色念珠菌。细菌感染会造成局部黏膜损伤(如喉部黏膜的损伤),也会造成声带振动不规则导致声音嘶哑。若已经出现念珠菌感染,大家可以用一些局部抗真菌的药物(口腔局部涂抹制霉菌素粉末),还可以把一些制霉菌素片溶解到水中用来漱口,这对治疗白色念珠菌感染很有效。

激素气雾剂不可怕,最怕您没认真漱口

看到这里,您是不是对吸入激素有顾虑了呢?其实,激素气雾剂并没有那么可怕,只要大家做到坚持每次使用完后漱口,就可以把不良反应降到最低;使用盐水漱口,效果会更好哦。

漱口有方法:不要随便含含就立即吐出或吞下,必须仰脖进行深度漱口再吐出。切记不要咽下漱口水,否则也有可能会导致食管真菌感染哦!

激素气雾剂使用小技巧,避免伤"声"

正确的吸药方法也可以减少激素气雾剂的不良反应,如喷药时头稍微向后仰,减少药雾与口咽部的碰撞,尽量延长屏气时间(5~10秒),使更多的药液沉积到气管和支气管,减少沉积到口咽部的激素量,老人和小孩可考虑使用储雾罐。

吸入激素后应立即反复漱口,将残存在口咽部的激素清洗掉,这点尤为重要。

声音嘶哑或喉咙已经不舒服，应该怎么办

（1）停用激素气雾剂，一般停用4~6周声音嘶哑才会有好转。

（2）停用后也需要继续保持漱口的习惯。若仍有不适，应积极寻求医生的治疗。

总之，正确使用激素气雾剂，一方面可以获得良好疗效，另一方面也降低了药物治疗所带来的不良反应。作为呼吸系统疾病的一线治疗药物，希望大家既不"滥用"也不"畏用"激素气雾剂，将治疗作用最大化，不良反应最小化。我想，通过上述介绍，可以令大家对这一类药物的使用有所了解，放心使用激素气雾剂！

再次提醒，谨遵医嘱、安全用药！

68 健康饮食防积食

陈洁文　吴巧敏　临床营养科

到了冬季，在节假日和寒潮的双重刺激下，人们的食欲似乎也一下子被唤醒了。面对着美味佳肴，无论大人还是小孩，往往一个不小心就吃撑了。

其实"吃撑了"这个情况在中医上来说，与小儿积食类似。小儿积食一般是指婴幼儿进食过量，损伤脾胃而引起的胃肠疾患，往往发生在一岁至一岁半的婴幼儿。随着生活条件的改善，积食这种现象在节假日的大人们身上也发生得越来越频繁了。

节假日吃太饱的危害

《中国居民营养与慢性病状况报告（2020年）》中提出，我国居民膳食脂肪供能比持续上升，农村首次突破30%推荐上限。家庭人均每日烹调用盐9.3克，与2015年相比下降了1.2克，也远高于推荐值（6克）。我国目前居民超重肥胖问题不断凸显，有超过一半的成年居民超重或肥胖，6~17岁、6岁以下儿童和青少年的超重肥胖率分别达到19%和10.4%。高血压、糖尿病、高胆固醇血症、慢性阻塞性肺疾病患病率和癌症发病率与2015年相比有所上升。这和居民在外就餐比例不断上升，食堂、餐馆、加工食品中的油、盐消耗日益增加密不可分。俗话说，"每逢佳节胖三斤"。节假日暴饮暴食后面隐藏着不小的健康危机。

也许有人会说，如果不能尽情地享用美食，那么生活的乐趣是什么？这里，需要说明的是享用美食并不意味着暴饮暴食。经常吃过饱会加重消化系统的负担，容易造成消化不良，引起消化系统的一些疾病，如胃溃疡、慢性胃炎等；晚间饱餐或高脂肪餐后睡觉还是胆囊炎、胆石症的影响因素之一；而且，节假日暴饮暴食也可能诱发急性胰腺炎。这是一种很危险的疾病，也是节日期间医院急诊的"常客"。饮食不当是导致胰腺炎发作的重要诱因。胰腺是人体重要的消化器官，它通过分泌胰液，消化人体吃下去的食物。急性胰腺炎时，胰液过度分泌而无法正常排出，导致内压增高，胰泡破裂，致胰腺组织自身消化。暴饮暴食使得短时间内大量食糜进入十二指肠，刺激大量胰液与胆汁分泌，由于胰液和胆汁排泄不畅，易引发急性胰腺炎。因此，为了健康考虑，暴饮暴食不可取。

如何安排聚餐才能避免吃得过多

（1）应培养良好的饮食习惯，有意识地控制食量。平时就注意把握吃饭的时间和速度，最好不要过快，定时定量，细嚼慢咽，最好在有点饥饿的状态下开始吃饭，而且在吃到七八分饱的时候就停下手里的筷子。吃饭七分饱，健康活到老。不过分贪婪，是祖辈们留下来的生活智慧。

（2）小的食物分量不仅可以帮助实现食物多样化，而且可以减少不必要的浪费。中国营养学会推荐的家庭自制菜肴的分量，推荐的每份菜品分量：蔬菜类菜肴为300g，蔬菜（为主）和肉类菜肴也为300g，而蔬菜和肉类（为主）的菜肴和纯肉类菜肴为150g。人们可以参照这个分量来烹调或选择菜肴，适当控制菜量，同样的价钱增加菜品种类，做到小而精致，从而有利健康。

（3）最关键的，吃什么和吃多少一样重要。注意搭配各种食物，建立合理的饮食结构。大家知道，食物有许多品种，一般来说，日常食物主要包括五大类基本食物。

第一类为谷薯类；

第二类为蔬菜和水果；

第三类为动物性食物，包括畜、禽、鱼、蛋、奶；

第四类为大豆和坚果；

第五类为纯能量食物，如烹调油等。

这几类食物各有特点，从营养的角度来讲，缺一不可。试着按照中国营养学会的建议，将每天吃下去的东西做个总结，看看自己是否符合平衡膳食的要求。

一般来说，当买菜或外出点餐时，人们往往比较随性，没有计划性。这里有个小技巧，建议大家数数购买食物的种类，尽量做到平均每天至少摄入12种以上食物、每周25种以上（烹调油和调味品不计算在内）。如果要达到以上的要求，应该选择更多的蔬菜水果和杂粮。按照一日三餐食物品种数的分配，早餐至少摄入4~5个品种，午餐摄入5~6个品种，晚餐4~5个食物品种；加上零食1~2个品种。而节假日期间，往往动物性食物、烹调油摄入过多，蔬菜、谷薯类摄入量不足。为了自己的健康，应尽可能按照"多吃蔬菜、少油少盐"的原则。在菜肴的烹饪方式上，多选择清蒸、焖、煮、炖、凉拌等方式，少吃或不吃油炸、油煎的食物。以下是同一种食物不同烹调方式提供的能量，我们可以看到油炸的食物比不放油的烹调方式能量高得多。

如果认为上述方法烦琐，也可以直接按照一些现成的食谱来安排膳食。

举例来说：

以下是一份2400kcal的食谱，适合18岁以上成年男子部分轻或中身体活动水平，仅供参考。

早餐：香菇菜包1个，白煮蛋1个，牛奶300ml或奶酪30~40g，小苹果1个（150g左右）。

中餐：二米饭（大米125g、小米25g），板栗烧鸡（鸡肉50g、板栗15g），蒜苗肉末（蒜苗100g、猪肉25g），菠菜蛋汤（菠菜100g、鸡蛋10g）。

晚餐：玉米面馒头（面粉75g、全玉米面50g），蛤蜊海鲜豆腐煲（蛤蜊25g、虾50g、南豆腐75g），尖椒土豆丝（青椒50g、土豆100g），胡萝卜炒绿豆芽（胡萝卜100g、绿豆芽100g），香蕉1根（约200g）。

吃太饱了怎么办

尽管节假日需要节制饮食，但好吃的太多，有时候我们因为偏爱美食，而多吃一点东西，容易导致腹胀、消化不良等状况。一旦出现这样的情况，我们可以适量增加运动量，通过饭后慢慢散步、按摩肚子的方式来促进消化，注意在饱腹的情况下，不要走得太快，否则容易引起胃肠紊乱，反而加重负担。此外，也可以适当采用白萝卜汤、山楂、益生菌、助消化药来帮助达到快速消食的目的。

69 餐桌上的十大误区

张美芳　临床营养科

餐桌上的十大误区你中了几条？日常生活中总绕不开"吃"这项主题活动，如何吃得开心又健康，营养专家围绕"食尚"新老误区为您指点迷津。

误区1　忽视蔬菜中的亚硝酸盐

蔬菜宜急火快炒，蒸会使蔬菜亚硝酸盐含量有上升趋势。

首先要注意买新鲜的蔬菜，不新鲜的蔬菜亚硝酸盐含量会显著增高。

研究发现，亚硝酸盐含量总体表现为"蒸>煮>炒"，新鲜叶类蔬菜经过炒、煮2种方式烹制后，亚硝酸盐均呈下降的趋势，而蒸可使亚硝酸盐含量有上升的趋势。

误区2 蔬菜存放过久

以西红柿为例。常温放置一天后，维C就只有原来的80%。

蔬菜存放一天，农药就会开始氧化降解，进而减少农药的残留。但是，随着存储时间增加，蔬菜的维生素C含量也呈递减趋势。

误区3 先切菜后洗菜

切后再洗使蔬菜营养从切口中流失。

很多人怕蔬菜洗不干净，会先切后洗，这样做并不合适。蔬菜中有许多营养素都是水溶性的，比如维生素、矿物质，切后再洗会使它们从切口中流失。

误区4 为了美观给绿叶菜加小苏打或碱

"色面"好看，营养价值反而少了。

维生素C的稳定性较差，在碱性或高温条件下，维生素C可能不可逆地水解为2，3-二酮古洛糖酸而失去生物活性。这样做，绿叶菜虽好看，但营养价值反而少了。

误区5 煎炸后的油反复用

煎炸除了会导致油脂摄入过多，在煎炸过程中还会产生对人体有害的物质，比如多环芳烃。

在煎炸食物过程中如何减少多环芳烃？

（1）控制温度和时间。

（2）肉类食物应采用间断煎炸的方法。

（3）选择合适的油。煎炸油中的脂肪以饱和脂肪酸为主较好，如椰子油、黄油棕榈油。

误区6 煲汤时间越长越好

煲汤1.5~3小时可兼顾营养与口味。

即使是熬制时间很长的汤中，其蛋白质含量与肉相比微乎其微。

那煲汤多少时间比较好？大多数研究发现，1.5~3小时较适宜，兼顾营养与口味，用高压烹饪的话可缩短时间。

误区7 反复解冻或高温解冻食物

反复解冻会使肉类中的细菌反复经过危险温度带，引起变质。

随着水分的流失，部分水溶性维生素、蛋白质和一些微量元素也会跟着流失。在反复解冻下，还会使内类中的细菌反复经过危险温度带，大量繁殖，引起变质。

误区8 不敢用微波炉, 怕辐射

距微波炉半米, 辐射可基本忽略。

我国的安全标准是在距离微波炉大约5cm的范围内, 每平方厘米的功率不超过1毫瓦。微波会随距离的增加而减弱能量, 距高微波炉半米就可以基本忽略辐射。

误区9 调味料越多越好

加入大量调味品后, 不可避免会摄入大量盐和脂肪。

做菜时会添加许多其他调味料, 如沙拉酱、辣椒酱、味精、酱油、耗油。这些调味料大多脂肪含量高, 盐分也高。

误区10 喜欢吃烧烤食物

肉中油脂滴到火中就会产生致癌的苯并芘。

明火温度非常高, 当肉中的油脂滴到火中就会产生苯并芘, 对人体有明确的致癌作用。烤的温度越高, 食物离火越近, 肉类脂肪含量越多, 苯并芘就越多。

⑦ 抗发炎, 远离大病、慢病

许 洁　赵福涛　黄 纲　朱振航　感染科　风湿免疫科　中医科

鼻炎、胃炎、肠炎、宫颈炎、关节炎……你知道, 这是你的身体在"发炎"吗?

研究表明, 超过50%的死亡与炎症疾病有关, 比如缺血性心脏病、卒中、癌症、糖尿病、慢性肾病、非酒精性脂肪肝以及自身免疫和神经退行性疾病。百病起于"炎", 这种看似不严重的"小毛病", 久拖不治也会致命。

美国斯坦福大学医学院的一项研究认为, 炎症因子PGE2对动物肌肉干细胞的增殖具有深刻的影响, 或许人们能够通过增强肌肉干细胞内的这一过程从而促进肌肉再生, 以帮助肌肉损伤的人, 甚至对抗自然衰老。

什么是炎症? 炎症是把"双刃剑"

炎症其实是人体的一种自我保护机制。炎症是血管组织对于有害刺激产生的复杂的生物反应, 俗称"发炎", 是一个进化上保守的过程, 其特征是激活免疫和非免疫细胞, 消除病原体并促进组织修复与恢复, 从而保护宿主免受细菌、病毒、毒素和感染的侵害。

通常情况下炎症对机体是有益的, 但超出机体的调控范围就是有害的了。过度的炎性反应甚至会攻击自身的正常组织, 造成自身免疫性疾病, 比如感染性休克、败血症、风湿免疫性疾病等。所以说，炎症反应也是一把"双刃剑"，面对炎症这种"小毛病"，也要多加警惕。

造成炎症的因素有哪些

炎症是每个人都可能出现的反应，因为能造成炎症的因素有很多，如微生物、机体代谢产物、有害化学物质、异常免疫反应、死亡组织等。

平时最常见的往往是由病毒或细菌感染引起的炎症，前者可侵入机体细胞并将其杀死而引起炎症，后者通过释放一种叫内毒素的物质激发炎症反应。物理创伤、烧伤、烫伤，以及化学试剂引起的腐蚀性损伤，则是直接破坏机体组织，进而引发炎症。此外，组织长时间缺氧也能造成炎症。

炎症的局部疼痛和全身反应

炎症到底是什么样？一般来说，炎症的常见表现有局部和全身两种。

首先，炎症的局部临床特征包括红、肿、热、痛和功能障碍5种，其表现的机制又有不同：组织发红是由于局部小血管呈明显而持续性扩张引起；肿胀的主要原因是局部炎症性充血和渗出物积聚；局部发热是因为发生于体表或接近皮肤的炎症局部血流量增多，代谢增快，表面温度升高；局部疼痛的原因可能是炎性介质缓激肽和某些前列腺素直接作用神经末梢时引起的疼痛。局部水肿和渗出物积聚引起组织内张力增高也可能是疼痛的重要因素；局部功能障碍是由于疼痛而反射性地抑制肌肉活动，以及局部水肿使活动受限所致。

其次，炎症表现出的全身反应：发热和外周血白细胞计数增多。但要注意，某些病毒性感染和伤寒等炎症也可导致白细胞计数降低。

什么是急性炎症和慢性炎症

变质、渗出和增生是炎症的基本病理变化，这3种变化在不同时期侧重点不同。一般早期炎症以变质、渗出为主，而后期以增生为主；变质属于损伤过程，而渗出和增生则属于抗损伤过程。急性炎症以渗出为主，慢性炎症以增生为主。急性炎症和慢性炎症又是什么，它们又有何不同呢？

其实，这两者都是机体的免疫系统针对环境中的抗原自动调节的结果。例如，过敏反应、冻伤、化学刺激、感染、烧伤、创伤、切割伤/撕裂伤/刺伤等会引起急性感染。急性炎症发病急，时间短，仅几天到一个月。

而心血管疾病、风湿病、自身免疫疾病、神经疾病、肿瘤等会引起慢性炎症。慢性炎症大多会持续几周或几个月，可发生在急性炎症之后，也可潜隐地逐渐发生，是由致炎因子持续存在并损伤组织引起的。

慢性炎症的发生与多种因素相关，如慢性感染，生活方式，社会和自然环境，肥胖，肠道菌群失调，高盐、高糖饮食，以及有毒物质等。此外，有证据表明，在生命早期承受心理压力，例如辱骂、忽视、虐待、欺凌或生活在较差的社会环境中，会增强神经对压力刺激的应激，从而上调炎症反应，影响免疫功能，并导致系统性慢性炎症发生。

无论急性炎症还是慢性炎症，在消灭病原体的过程中，都会不可避免地造成机体不同程度的损伤。不过，急性炎症可以很快恢复，而慢性炎症会留下很多后遗症，包括糖尿病、心脏病、癌症等。

炎症与感染之间的关系如何

通过炎症的病因，我们知道了病毒和细菌感染会引发炎症，那么炎症与感染之间到底关系如何呢？

想要探秘炎症和感染之间的关系，就要先来了解一下感染。感染主要是指致病微生物侵入宿主生物体组织并进行繁殖，宿主组织对这些微生物及其所产生的毒素的反应。感染是由微生物如病毒、朊病毒、细菌和类病毒，及更大的病原体如寄生虫和真菌造成的。

宿主可以借由免疫系统来对抗感染。哺乳类宿主先通过内在机制对感染做出反应，常包含炎症，随后会产生适应性反应。因此，感染通常会引起炎症，但有炎症时未必一定有感染。伤口是否会发生感染不仅与生物负荷有关，而且与致病菌毒性和宿主的免疫状态也有关。由此可见，炎症并不是感染的同义词，即便有些炎症是感染造成的。

尽管感染是由微生物造成的，炎症是生物体对病原体的一种反应。但是，炎症是一种模式化的反应，因此其被认为是一种先天性（内在的）的免疫机制，与适应性免疫相对，后者因特定病原体而不同。炎症不仅可以帮助集体抵御有害刺激，而且可以起到防止感染的作用。但如果炎症持续时间过长，即慢性炎症，则对人体有害。

心脑血管疾病、糖尿病、癌症等都与炎症有关

炎症反应是机体对于刺激的一种防御反应，当某种刺激出现时，炎症反应会暂时上调，待刺激被机体适应后，炎症活动就会消退，这对人们来说是有益的。

但也要注意，某些社会、心理、环境和生物因素的存在会阻碍急性炎症的消退，转而发展成低水平、非感染性、持续性的系统性慢性炎症。慢性炎症不同于急性免疫应答的免疫组件的激活，它可能通过胰岛素抵抗、氧化应激、免疫通路激活等途径，引起组织和器官的损伤。

研究表明，慢性炎症与心脑血管疾病、癌症、糖尿病、脂肪肝、慢性肾脏病、阿尔茨海默病、类风湿关节炎、干燥综合征、骨关节炎等均密切相关，是全球范围内致残和死亡的主要原因。近30年来，随着环境、饮食及人们生活方式的改变，

致死性慢性疾病有年轻化趋势，临床上20~30岁急性脑血管意外事件、青年2型糖尿病及癌症患者并不少见，而慢性炎症也被认为是"百病之源"。

有癌变风险的炎症

炎症作为一种沉默的"杀手"，每时每刻都在发生，而且慢性炎症反应几乎参与了所有人体重大疾病的发生过程，比如，炎症与肿瘤的关系就很密切。有研究表明，慢性炎症与1/4以上的肿瘤发生相关。如果不受控制的炎症长时间持续发生，有可能成为癌变的"导火索"，导致局部组织细胞突变，为产生癌变提供有利条件。

当然，并不是所有的炎症都可能导致癌症的发生。尽管慢性持续性炎症相比急性一过性炎症对细胞癌变的影响更大，但炎性组织癌变通常需要十几年甚至几十年的时间，因此，慢性炎症患者可以通过治疗手段进行积极干预，以降低癌变风险。

目前已知的认为会大大增加癌变风险的炎症包括：乙型、丙型肝炎→肝癌；溃疡性结肠炎→结肠癌；慢性胰腺炎→胰腺癌；慢性萎缩性胃炎→胃癌；慢性宫颈炎→宫颈癌等。其中慢性炎症性肠炎、胰腺炎与自身免疫有关，其他炎症多与细菌病毒感染（肝炎病毒、幽门螺杆菌、HPV人乳头瘤病毒）有关，但以上炎症都是在不治疗的情况下放任其发展才可能造成的后果。

慢性炎症从何而来

人体是由60兆亿至75兆亿个细胞组成的，维持细胞的修复、活化、再生是人体生长、发育的过程，一个人在中青年时期细胞功能及活力达到顶峰，随后逐渐衰老。中老年人的系统性慢性炎症状态，部分就是由细胞衰老所引起的。

衰老是一个机制颇为复杂的多环节生物学过程，涉及机体多个系统结构与功能的改变。氧化应激学说认为衰老早期阶段，低剂量的活性氧能够激发机体保护性的压力应激反应，延缓衰老；当年龄增加，衰老相关的氧化损伤在体内持续聚集，超过了机体的清除能力，这些蓄积的活性氧加剧了衰老相关性DNA和损伤，加速了细胞的衰老。此外，端粒功能异常、表观基因组破坏、有丝分裂信号异常等内源性因素亦加速了细胞的衰老。

外源性因素包括环境，慢性感染，微生物组失调，饮食，社会和文化变化以及工业毒物等。当然，随着社会发展，公共设施的建设、医疗系统的完善这些外源性因素与慢性炎症之间的关联需进一步验证。但有一点，现代化城市建设环境中PM2.5与慢性阻塞性肺疾病（COPD）相关。研究表明，PM2.5每增加10微克/立方米，COPD住院率增加3.1%，COPD死亡率增加2.5%。

预防无任何症状的慢性炎症

慢性炎症可以发生在体内数十年而无任何症状，但是它却时刻侵蚀着我们的健康，引起肿瘤、心脑血管、糖尿病等一系列相关疾病的高风险。因此，预防慢性炎症非常重要，值得大家引起高度警戒与重视。

（1）戒烟戒酒，适当加强锻炼。研究者们发现，缺乏运动与合成代谢阻力的增加、CRP水平的增加及促炎性细胞因子水平的增加直接相关。

（2）注意营养均衡，包括多吃鱼、新鲜蔬果、健康脂肪，适量的坚果，极少的红肉及适度饮用红酒。远离那些会导致炎症的食物，尽量减少含饱和脂肪和反式脂肪食物的摄入，比如红肉、垃圾食品和含有氢化油的食物。在烹饪中要减少含有ω-6脂肪酸的油和人造黄油（如玉米油、葵花籽油）的使用量，同时适当补充ω-3脂肪酸可减轻炎症反应、促进健康。

（3）每个人都要做好自我防护，如不混用餐具、注意食品卫生、不暴饮暴食、防止血液及性传播途径感染病毒、注意接种疫苗等，将感染的可能性扼杀在摇篮中。

（4）已患慢性炎症的患者要坚持治疗，不可以在发病时自行服用抗生素或非甾体抗炎药敷衍了事，由于炎症并不等同于感染，甚至很多炎症根本不需要使用抗生素治疗。所有出现炎症等问题时一定要在正规医院诊治，并在痊愈后定期复查。

（5）不是所有器官的炎症都会发生癌变，患者可向医生咨询并解除自我紧张情绪。

（6）有肿瘤家族史的患者要定期体检，筛查肿瘤标记物和做影像学检查，做到早发现、早治疗。

在什么情况下，炎症需要用药治疗

引起炎症的因素包括细菌、病毒、真菌、结核、肿瘤等。西医和中医对于炎症的治疗思维方式是有差异的。一般西医治疗根据致病因素采取对症治疗的方法，在不同的发病阶段用的药物也是不同的，急性期、亚急性期、慢性期都有不同的用药方法。

（1）病原菌感染炎症。病原菌感染炎症多为急性炎症，根据感染病原菌不同，选择抗细菌、真菌、病毒、寄生虫药物或抗结核药物治疗。比如胆囊炎在急性期采用解痉、镇痛药物，缓解括约肌痉挛和疼痛；用抗生素预防菌血症和化脓性并发症，同时使用利胆药物。在慢性期则用利胆药物、溶石药物，包括使用中成药疏肝消炎利胆等。

再如痤疮炎症的发病机制较为复杂，目前认为主要与皮脂腺过度分泌、痤疮丙酸杆菌增殖、毛囊皮脂腺导管的角化异常、环境因素及遗传等因素有关。选择的药物根据不同致病因素有所不同，包括抗雄激素药物、抗生素、维A酸、过氧化苯甲酰等。

（2）非感染性炎症。物理性炎症，手术或外伤引起的红肿、疼痛，需要创口局部充分的消毒，创口较深的外伤要考虑合并厌氧菌感染的可能，必要时进行抗破伤风梭菌治疗。

风湿性炎症，如骨关节炎，常发生在双侧膝关节、双手小关节及髋关节等部位，表现为关节肿痛、骨性膨大、活动受限，需进行功能锻炼，必要时配合非甾体抗炎药、关节腔内玻璃酸钠注射和免疫调节剂治疗。

自身免疫性炎症包括急性过敏反应及结缔组织病（包括类风湿关节炎、干燥综合征、系统性红斑狼疮等），前者需要脱离致敏原，必要时配合抗过敏药物治疗，后者需要根据不同的类型，加用激素、免疫抑制剂或（和）生物靶向药物治疗。

肿瘤性炎症，多数肿瘤均表现为消耗性炎症，应积极抗原发肿瘤治疗，同时要加强营养支持治疗。

平时最常见的往往是由病毒或细菌感染引起的炎症，前者可侵入机体细胞并将其杀死引起炎症，后者通过释放一种叫内毒素的物质激发炎症反应。物理创伤、烧伤、烫伤，以及化学试剂引起的腐蚀性损伤，则是直接破坏机体组织，进而引发炎症。此外，组织的长时间缺氧也能造成炎症。

炎症的临床治疗方法有哪些

同种类型的炎症，在疾病不同阶段及不同患者身上，临床治疗是不一致的。

例如常见的肺炎，根据肺炎的获得环境分成社区获得性肺炎和医院获得性肺炎两类，然后根据患者肺炎发生的解剖位置不同，分为大叶性肺炎、小叶性肺炎和间质性肺炎三大类，再者根据肺炎病因的不同分为细菌性、真菌性、病毒性、非典型病原菌、理化因素等类型，最后根据患者发病年龄及危险因素分析，临床治疗上选择的药物不同，治疗的疗程亦不同。

同一种炎症，在炎症的不同时期治疗也是不一样的，急性胆囊炎患者早期抗感染治疗，反复发作后期可以行手术治疗；骨关节患者，早期保守治疗，保守治疗无效后期可以行手术治疗；类风湿关节炎患者，早期可以口服非甾体抗炎药和免疫抑制剂治疗，无效或效果不佳者可选择生物靶向药物治疗；痛风性关节炎患者，急性期消炎止痛为主，缓解期积极降尿酸治疗；肿瘤患者，早期手术治疗，后期可化疗、放疗，辅以中药治疗。

值得指出的是，临床上炎症治疗要关注药物耐药性，同一种炎症，同一个患者，早期治疗有效，后期效果下降甚至无效。

治疗炎症，中医有特色

炎症是西医名词，临床表现有红肿热痛，但不要把它当作热证。按照西医认识，炎症很广泛，诸如心肌炎、肺炎、支气管炎、肝炎、肾炎等，都是具体落实在脏器组织的病变上的。而中医治疗的理念是整体观、辨证论治、恒动观。治疗炎症的方法包括药物、针灸、导引按摩、食疗药膳等。

以药物治疗而论，中医认为炎症可分为寒热虚实，因此药物治疗用补药、温药、寒凉药都可以治疗炎症。对以热证为表现的炎症而言，热证有表热、里热、虚热、实热；有热在脏腑，如心火、胃热、肺卫热；有热在营血分热；有热在湿中，湿热并存等。所以，治疗热证用药就十分复杂，比如解表可以退热，清里可以泄热，滋阴可以清热，补气可以退热等。

从药物而论，黄连、黄芩可以清热；金银花、连翘可以清热；黄芪、党参可以退热；生地、白芍可以清热等。

"上火"与"发炎"

"上火"属于中医概念，常见口舌生疮、牙龈肿痛、心烦少寐、口干便秘等表现，是各种原因引起的人体阴阳气血失去平衡的一种综合表现。

中医学认为，在人体内有一种看不见的"火"，它能产生温暖和力量，提供生命的能源，推动生命的进程。这种"火"被中医学称为"命门之火"。在正常情况下，"命门之火"藏而不露，动而不散，潜而不越，但如果受自然界"火热之邪"的侵袭或失去制约，火性就会浮炎于上，而引起"上火"症状，表现出病症，统称"上火"。"上火"有实火和虚火之分，根据中医藏象学说包括心火、肝火、肺火、胃火、肾火。

临床观察到"上火"和"发炎"与许多疾病的发生、发展有着密切的联系。"上火"理论是中医学的特色理论，内涵丰富，其在临床上广泛应用，但目前关于其炎症机制研究的相关资料不多，不能简单地把"上火"当作"发炎"。有研究表明"实火"的生物学机制在于炎症、神经内分泌网络和能量代谢失衡；"虚火"的生物学基础主要体现在下丘脑-垂体-肾上腺轴系统功能紊乱。

缺乏运动也是引发炎症的因素之一

体力活动缺乏会导致内脏脂肪堆积，引起大量炎性免疫细胞浸润，脂肪因子释放增加，诱发慢性低度炎症状态，可见缺乏运动是引发炎症的重要因素。

无论基础研究还是临床研究均已证实：运动训练能够直接或间接地治疗全身各系统非感染性炎症反应。运动训练的强度仍存在争议，普遍认为适当强度的运动训练能够起到抗炎作用，因此在发现基础疾病后要根据个人的最大耗氧量百分比来进行运动康复训练。

运动训练在抗炎的同时还能引起一些促炎细胞因子如IL-6的分泌，但是运动引起的一些促炎细胞因子的分泌并未引起机体发生炎症反应,而是起到了抑制炎症作用。

运动训练能够抑制上述提及的炎症性疾病的重要病理过程,提高患者的生活质量。我们在平时生活中可以选择适合自己的、简单易行的运动方式,能对全身炎症反应起到治疗和预防作用。

食疗可以抗炎、防炎吗

饮食是影响人体营养状况与健康水平的直接因素。早在19世纪末,已有研究发现机体营养状况与免疫功能的相关性,此后的许多研究也通过探索特定的营养素或食物与血浆免疫指标水平的关系或对免疫相关疾病风险的影响,证实了营养与食物对机体免疫的作用。

食疗可以调节多种炎症标志物的水平,直接影响免疫系统;也可以通过调节代谢指标间接影响免疫系统,因此食疗是可以抗炎和防炎的。

2012年,美国南卡罗来纳大学癌症预防和控制项目的科学家首先提出了膳食炎症指数的概念,通过结合膳食成分摄入量与常见炎症标志物之间的相关性用以评估膳食模式的抗炎或促炎能力。

地中海饮食、全谷物和水果饮食、蔬菜和鱼饮食、高坚果饮食、谨慎饮食和素食等膳食模式都可以抗炎。比如地中海膳食模式可以减少炎症反应并改善内皮细胞功能;改善全身性炎症,并对代谢综合征、心血管疾病和其他慢性炎症性疾病有积极影响。

患上炎症在饮食上的宜忌

炎症作为疾病的临床表现,包括红、肿、热、痛等,临床上包括急性炎症、亚急性炎症、慢性炎症。不同的疾病诱发炎症的因素不同,饮食宜忌也不尽相同。一般而言,促炎饮食通常包括西方饮食、肉类饮食、快餐饮食、高脂饮食、高糖饮食、精制饮食等膳食模式。

比如碳水化合物饮食(高糖饮食)和高乳制品饮食,这两种饮食都可以引起胰岛素抵抗,促使痤疮炎症发生,而富含维生素A和锌的食物有改善痤疮炎症的作用。

再如引起心肌炎的病毒主要有肠道病毒、疱疹病毒和呼吸道病毒。感冒有胃肠症状时,饮食上应选用易消化吸收的食物如粥、面、软饭、蔬菜或喝些清汤,避免过寒或过热的食物,如生冷硬食物或油炸食物。

伴有呼吸道症状时,应戒烟酒,也要避免过甜的食物、油腻食物或煎蛋等,因这些食物易"生痰",即易使病人分泌痰量增多。

有疱疹症状时,应避免进食"发物",即容易使炎症或皮肤疮疡加重的食物,如牛肉、狗肉、鸡蛋、虾、蟹、猪头肉、榴梿、荔枝、龙眼等，饮食宜清淡。

什么是炎症？炎症是把"双刃剑"

不是所有的炎症都需要就医治疗，轻度、慢性炎症可以通过居家调理获得收益。普通感冒，对于无发热、免疫功能正常、发病不超过2天的患者，一般无须应用抗生素及抗病毒药物，保证休息，营养均衡，多饮热水，补充维生素C等，多数预后良好。

糖尿病、高血压、冠心病、痛风、类风湿关节炎等慢性疾病，多数需要长期甚至终生服药，规律的随访和自我监测是病情稳定、不发展的重要手段。尤其在疫情期间，很多人规律的随访被打断，自我监测就显得尤为重要。

居家自我监测期间，患者应定期监测血糖、血尿酸、血压、心率等指标，观察自身症状变化，如有明显异常，可采用网上咨询等方式和医生取得沟通，必要时调整药物方案。

此外，还要注意环境对患者的影响；注意心理疏导，患者自身各项器官功能减退，易产生悲观、焦虑、抑郁等不良情绪，所以子女要加强对老年人的关爱和引导，帮助老人认识到炎症预防的重要性，监督老年人规律服药，家庭成员要积极进行心理干预，采用各种技巧改善患者的心理状态，使其拥有乐观积极的精神面貌，提高治疗依从性；坚持体育运动，适当的有氧运动，尤其是中式慢运动，如太极拳、八段锦、五禽戏等都有利于患者康复。